Prof. Dr. med. Josef Smolen/Dr. med. Wolfgang Ebner

Was jeder selbst gegen Rheuma tun kann

Prof. Dr. med. Josef Smolen
Dr. med. Wolfgang Ebner

Was jeder selbst gegen Rheuma tun kann

Bewegung · Ernährung · Psyche

Herbig
Gesundheitsratgeber

Für die Ratschläge in diesem Buch kann, trotz sorgfältiger Prüfung durch den Autor und den Verlag, keine Garantie übernommen werden. Ebenso ist eine Haftung des Autors, des Verlages bzw. seiner Beauftragten für Personen-, Sach- und Vermögensschäden ausgeschlossen.

Gedruckt auf chlorfrei gebleichtem Papier

Produktion: Bildbuch Verlag, Wien
Umschlag: Adolf Bachmann, Reischach
Umschlagbild: COMSTOCK, Berlin
Satz: Zehetner Ges. m. b. H., A-2105 Oberrohrbach
Gesetzt aus: 11/13 Punkt Optima auf System Ventura Publisher
Druck und Binden: Wiener Verlag, Himberg
Printed in Austria
ISBN 3-7766-1958-9

Inhalt

I Was ist Rheuma?

1 Historischer Abriß

Der Begriff »Rheuma« kommt aus dem Griechischen und wurde bereits von Empedokles, einem griechischen Philosophen und Arzt, der Mitte des 5. vorchristlichen Jahrhunderts auf Sizilien lebte, verwendet.
Erkrankungen der Gelenke und der Wirbelsäule gibt es aber schon seit urdenklichen Zeiten. So konnte man zum Beispiel an den Wirbelsäulen von Dinosauriern Abnützungserscheinungen (Spondylosen) nachweisen. Diese Riesenechsen beherrschten das Mesozoikum, das erdgeschichtliche Mittelalter, vor mehr als 100 Millionen Jahren.
Der Mensch tritt erst in der letzten Million Jahre der Erdgeschichte auf, und es dauert mehrere hunderttausend Jahre, bis er sich zum aufrecht gehenden, mehr oder weniger vernunftmäßig denkenden Homo sapiens entwickelt. Bereits aus der Frühzeit der Menschheitsgeschichte liegen uns heute Zeugnisse für das Auftreten von Knochen- und Gelenkerkrankungen auf entzündlicher und infektiöser Basis vor.
Die in dieser Epoche betriebene »Medizin« ist im Sinne einer primitiven Volksmedizin zu verstehen, die aber nicht nur von Zauberkunst und Aberglauben beherrscht war, sondern bereits empirische Erkenntnisse anwandte.
Doch erst mit der Entwicklung der Schrift können auch

medizinische Erkenntnisse und Behandlungsmethoden festgehalten werden. Solche Zeugnisse liegen beispielsweise aus der antiken Welt der Ägypter vor. Die Griechen haben ihr ärztliches Wissen auf den Erfahrungen und Erkenntnissen der Ägypter aufgebaut und in der Folge zu einer ersten Hochblüte gebracht.

Obwohl der Ausdruck »Rheuma« bereits seit Empedokles Anwendung findet, ist zu dieser Zeit von einer klaren Definition des Begriffes noch keine Rede. Rheo (griech.: ich fließe), panta rhei (griech.: alles fließt), diese im Begriff »Rheuma« beinhalteten Worte weisen auf die Vorstellung der antiken Ärzte von der Ursache der meisten Krankheiten hin. Auf das Stammwort »rheo« kann aber auch der bis heute in der Medizin verwendete Begriff »Katarrh« zurückgeführt werden. Unter einem Katarrh verstand man das Herabfließen schleimiger Säfte aus dem Gehirn, besonders bei Überproduktion in der Hirnanhangsdrüse (Hypophyse). Gelangte der Schleim in die Nase, kam es zu Schnupfen, bei Abfließen in die Bronchien zu Asthma und bei weiterem Abfluß in den ganzen Körper zu Rheuma, so dachte man.

Rheumatismus war also nicht eine auf bestimmte Körperteile, wie Gelenke oder Knochen, beschränkte Erkrankung, sondern nach der damaligen humoralpathologischen Auffassung, die das Entstehen von Krankheiten auf das Ungleichgewicht der Körpersäfte zurückführte, durch das Überwiegen eines der vier Kardinalhumores (Blut, Schleim, gelbe und schwarze Galle), des Schleimes, verursacht. Bei Entzündungen der Gelenke wurde von »Arthritis« gesprochen. So verwendete auch der altgriechische Arzt Hippokrates (460 – 377 v. Chr.) den »Rheuma«-Begriff nicht in unserem heutigen Sinn, sondern bezeichnete auch Gelenkkrankeiten allgemein als Arthritis. Dabei unter-

schied er aber sehr wohl schon eine akute Monarthritis, unserer heutigen Gicht entsprechend, von einer akuten, mit Fieber einhergehenden Arthritis.
Auch der römische Arzt Galen (2. Jh. n. Chr.) stand noch, genau wie die in den nachfolgenden tausend Jahren wirkenden Ärzte, unter dem Einfluß der humoralpathologischen Auffassung der Arthritis. Arthritis und Rheumatismus entstanden nach Auffassung Galens durch ein Überwiegen von Blut, Schleim, gelber oder schwarzer Galle und die Ablagerung solcher im Überschuß produzierter Säfte (Apostase) in den Gelenken. Galen verwendete den Begriff »Rheumatismus« sogar für Gelenkveränderungen wie z. B. den Gichtknoten. Es ist verständlich, daß durch die Vorstellung der Verursachung der Arthritis durch schädliche Körpersäfte die Heilungsbemühungen auf die Ableitung derselben konzentriert waren, was über Darm und Haut geschehen konnte. Die Behandlungsmethoden bestanden daher aus Abführen, Schwitzen, Aderlässen, Erbrechen und Überwärmung (Durchblutungsförderung) der Haut.
Erst am Beginn der Neuzeit kommt Bewegung in die über zweitausend Jahre weitgehend starre Medizin.
So trennt der italienische Arzt, Mathematiker und Philosoph Cardanus aus Pavia (1505) die Podagra (Gicht) von der Gelenkentzündung. Mit dem Pariser Arzt Guillaume de Baillou, der seine Beobachtungen 1591 niederschrieb, beginnt eine neue Ära in der Rheumatismusforschung. Erst seit dieser Zeit kann man von einem unserer modernen Auffassung des Rheumatismus nahekommenden Rheumabegriff sprechen. Baillou betrachtete den Rheumatismus als Krankheitseinheit und unterschied bereits klar die lokal begrenzte Arthritis vom allgemeinen Rheumatismus. Sein Buch über Rheumatismus wurde jedoch erst nach seinem Tode 1643 von seinem Neffen Thevard in Paris veröffent-

licht. Der englische Arzt Thomas Sydenham (17. Jh.) lieferte eine klassische Beschreibung der akuten Gichtattacke, wohl auf körpereigene Erfahrung beruhend, und unterschied die Gichtarthritis von den rheumatischen Arthritisformen. Obwohl die Heilwirkung der Colchicum-Pflanzen (Herbstzeitlose) bei Gichtattacken bereits den byzantinischen Ärzten des Frühmittelalters bekannt war, wurde dieser Sachverhalt in Europa erst durch den Leibarzt der Kaiserin Maria Theresia, Anton Freiherr von Stoerch, im 18. Jahrhundert publik.

Der geistige Umbruch im 17. und 18. Jahrhundert stellt die Basis für unser heutiges wissenschaftliches Denken dar. Der englische Philosoph, Schriftsteller und Staatsmann Francis Bacon (1561–1626) sieht die Wissenschaft einzig auf Basis der Empirie (Erfahrung) und Induktion (Rückschluß vom Einzelfall auf allgemeine Gesetzmäßigkeiten). Er und der französische Philosoph und Naturwissenschaftler Descartes (1596–1650), der in seiner Philosophie die zwingende Beweisführung fordert, sind die Wegbereiter und geistigen Väter. Noch ist die humoralpathologische Denkweise in der Medizin vorherrschend, aber am Übergang vom 18. zum 19. Jahrhundert und im frühen 19. Jahrhundert werden auch andere Ursachen als der Überschuß von schlechten Säften für die Entstehung des Rheumatismus angenommen.

Die Beschreibung verschiedener rheumatischer Krankheitsbilder wird immer exakter, die Ursachen für die Beschwerdebilder werden zu ergründen versucht. So führt Cullen, ein in England wirkender Arzt (1710–1790), die Lumbalgie, im Volksmund Hexenschuß, und den Ischiasschmerz auf Wirbelsäulenveränderungen zurück. Heberden, ebenfalls ein englischer Arzt (1710–1801), beschreibt die knötchenförmigen Auftreibungen der Fingerendgelenke und grenzt sie

von der Gicht ab. Der Zusammenhang mancher Herzkrankheiten mit Rheuma wird erkannt und untersucht von Bouillard, einem Pariser Kliniker (1796–1861).
Die Verbesserung der mikroskopischen Technik mit der Möglichkeit eines höheren Auflösungsvermögens und damit einer bis zu 500fachen Vergrößerung sowie die Fortschritte im Bereich der physiologischen Erkenntnisse geben der Medizin schließlich ihr modernes, biologisch fundiertes Gesicht (erste Hälfte des 19. Jh.s). Diese Situation ist natürlich auch für die rheumatologische Forschung befruchtend. Rheuma wird als entzündlicher Bindegewebsprozeß erkannt. Durch die Fortschritte in der Makro- und Mikropathologie wird die Erklärung für die Krankheiten vorwiegend auf morphologischer Basis gesucht. Die Entwicklung der Bakteriologie ist natürlich auch für die rheumatologische Problemforschung eine Herausforderung, und dementsprechend folgen Infektionstheorien über das Wesen des Rheumatismus. Der Zusammenhang zwischen der Infektion mit Streptokokken und rheumatischem Fieber (akuter Rheumatismus) wird deutlich.
Die Unterscheidung der verschiedenen rheumatologischen Krankheitsbilder wird immer exakter möglich. Für die rheumatologische Forschung wichtige Wissenschaftler aus der Zeit der Jahrhundertwende wie Schönlein, Aschoff, Chvostek, Charcot und Forestier können hier nur stellvertretend für viele andere angeführt werden.
Das 20. Jahrhundert, speziell die letzten Jahrzehnte, brachte der Rheumatologie neue Impulse. Bereits zu Beginn des Jahrhunderts wirkte die Allergielehre befruchtend auf die Forschung über die Entstehung des Rheumatismus. Die mikromorphologischen Untersuchungen wurden mit elektronenmikroskopischen Methoden ausgereizt, ohne den entscheidenden Durchbruch zu schaffen. Das Interesse

verlagerte sich immer mehr auf biochemische und immunbiologische Methoden, und die letzten Jahre brachten gerade auf diesen Gebieten beachtliche Erfolge. Inzwischen werden mit immunologischen Methoden Substrukturen des Zellcytoplasmas und des Zellkerns untersucht, und auch die genetischen Proteinsequenzen sind Ziel des rheumatologisch orientierten Wissenschaftlers.
So konnte für die meisten rheumatischen Erkrankungen Erkenntnis über die Entwicklung und den Ablauf der Krankheit gewonnen werden, bei einigen ist auch die Ursache inzwischen aufgedeckt (Lyme-Borreliose, rheumatisches Fieber, Gicht). Trotzdem harrt noch ein weites Feld ungeklärter Entstehungsmechanismen und Krankheitsabläufe der wissenschaftlichen Erkenntnis.

2 Anatomische Grundlagen

Wollen wir die rheumatischen Krankheiten auch nur im Ansatz verstehen, so kann dies nicht ohne gewisse Grundkenntnisse der menschlichen Anatomie geschehen.
Anatomie ist die Lehre von Form und Körperbau der Lebewesen. Obwohl die Griechen die Form des menschlichen Körpers neben der vollkommenen Ästhetik auch anatomisch exakt in Skulpturen nachbilden konnten, war ihnen nur die äußere Form des Körpers genau bekannt.
Für den modernen Arzt ist eine Medizin ohne genaue anatomische Kenntnisse nicht vorstellbar. Denn obwohl sich die moderne Rheumatologie immer mehr in Richtung immunologischer und genetischer Forschung bewegt, ist die Grundvoraussetzung für ihr Studium ein profundes Basiswissen in Anatomie.
So kommen auch wir, wollen wir die folgenden Seiten

verstehen, nicht um eine Mindestinformation über Anatomie herum!

Der Bewegungs- und Stützapparat des menschlichen Körpers ist aus einer Vielzahl von Strukturen aufgebaut. Die Basis des Stützapparates stellt das knöcherne Skelett dar, umhüllt von einer Muskelmanschette, welche zusammen mit dem Bandapparat die Stabilität des Skeletts bewirkt. Versorgt und ernährt werden Muskeln und Knochen über das Gefäßsystem, welches die Nähr- und Energiestoffe anliefert und die Abbauprodukte des Energiestoffwechsels zu den Entsorgungs- und Ausscheidungsorganen transportiert. Das Nervensystem bringt diese komplexe Kombination durch Stimulation und komplizierte Feedbackmechanismen erst zum Funktionieren, zur aktiven Mobilität.

Bei jeder noch so einfachen Aktion, die wir durchführen, wird ein komplizierter Mechanismus in Bewegung gesetzt. Über unser Gehirn werden bewußte und unbewußte Stimulationen gesetzt. Greifen wir nach einem Glas Wasser, so werden schon allein dabei eine Vielzahl von Muskeln stimuliert, die wieder auf eine beträchtliche Anzahl von Gelenken einwirkt und sie bewegt. Es wird sowohl das Schultergelenk wie auch das Ellbogengelenk aktiviert werden, besonders aber die Hand- und Fingergelenke, die ja für die Greif- und Haltefunktion verantwortlich sind. Schon damit sind ca. 20 Gelenke in Bewegung, und diese Zahl erhöht sich noch beträchtlich, denn wir müssen uns auch vorbeugen, um das Glas zu erreichen. Dadurch sind zusätzlich Bewegungen in der Wirbelsäule, aber auch im Bereich der Hüftgelenke erforderlich. Sogar das einfach ruhige Sitzen verlangt einen komplexen Steuerungsmechanismus, um die Wirbelsäulenmuskulatur zu aktivieren, welche das Achsenskelett in seiner aufrechten Stellung stabilisiert.

Rheumatische Erkrankungen greifen störend in diesen Bewegungsablauf ein, sei es durch Erkrankungen des Muskel- und Sehnenapparates, der Knochen oder der oft kompliziert aufgebauten Gelenke. Störungen bestimmter Nerven werden ebenfalls, oft in Zusammenarbeit mit dem Neurologen, vom Rheumatologen behandelt (Ischialgie, Carpaltunnelsyndrom u. a.).

Wesentliche Bestandteile eines Gliedmaßengelenkes sind der Knochen mit seiner knorpeligen Gleitschicht, die Gelenkkapsel mit einer festen, äußeren Faserschicht und der für den Gelenkstoffwechsel wichtigen Gelenkinnenhaut (Synovialis). Entzündungsvorgänge im Gelenk (Arthritis) laufen vor allem über diese Gelenkstrukturen ab. Den Hauptangriffspunkt rheumatischer Krankheiten stellt das Gelenk dar, dessen Aufbau in Abb. 1 schematisch darge-

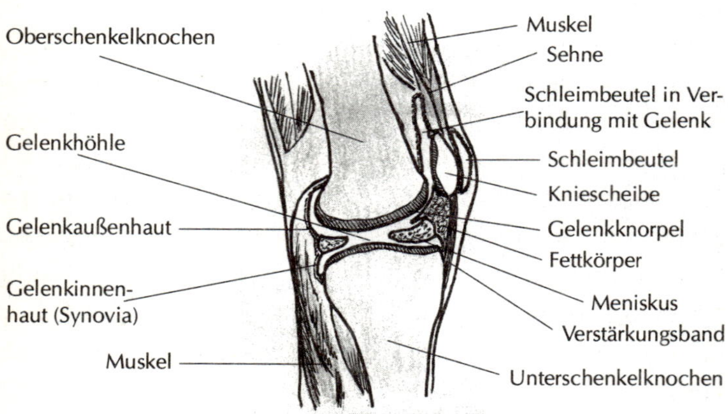

Abb. 1: Schematische Darstellung eines Gelenks (Knie)

stellt ist. Bei der Gelenkentzündung kommt es über eine Schwellung der Gelenkkapselinnenschicht zur Produktion von teilweise recht aggressiven Entzündungssubstanzen, die in der Folge zur Zerstörung der Knorpelschicht und später des gesamten Gelenkes führen können (Abb. 2).

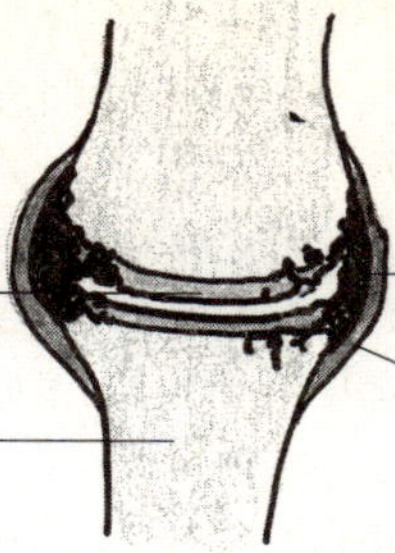

Abb. 2: Entzündliche Gelenkveränderung

In der Gelenkhöhle sorgt die Gelenkflüssigkeit für den Austausch von Stoffwechselprodukten, aber sie ist auch Gleithilfe. Bei Vorliegen einer Gelenkentzündung kommt es fallweise zu einer Diskrepanz zwischen Produktion von Gelenkflüssigkeit und deren physiologischem Abbau. Die Ausbildung eines Gelenkergusses kann die Folge sein.

Als Zusatzeinrichtungen verfügen manche Gelenke auch über Zwischenscheiben (Menisci und Disci). Sie dienen als Puffer zum Abfangen heftiger Stöße auf das Gelenk und zum Ausgleich unregelmäßiger Gelenkflächen.

Schleimbeutel (Bursae) und Sehnenscheiden stellen Gleithilfen dar. Auch sie können von Entzündungsprozessen betroffen sein. Die Gelenkbänder haben die Aufgabe, die Gelenkkapsel zu verstärken, die Führung der Gelenkbewegung zu sichern und überschießende Gelenkbewegungen zu hemmen. Die Muskulatur hat neben der Aufgabe, das Gelenk zu bewegen, auch eine stabilisierende Funktion.

Eine Einteilung der Gelenke können wir entweder über die Anzahl der am Gelenkaufbau beteiligten Skelettstücke (einfaches Gelenk, zusammengesetztes Gelenk), oder nach der Form der Gelenkkörper (Kugel-, Nuß-, Scharnier- und Sattelgelenk u. a.) treffen.

Aber nicht nur die Gliedmaßen sind durch gelenkige Ver-

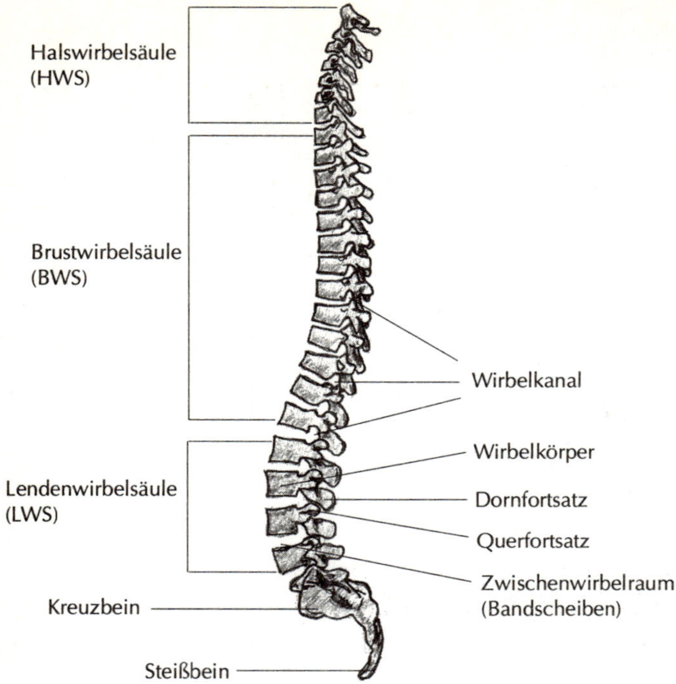

Abb. 3: Die Wirbelsäule seitlich (als Präparat)

bindungen beweglich gemacht, auch die Wirbelsäule (Abb. 3) weist eine Vielzahl von kleinen Gelenken zwischen den einzelnen Wirbelkörpern auf, wodurch der harmonische Ablauf der Wirbelsäulenbewegung gegeben ist. Aber auch über die, besonders in der Jugend gut verformbaren Zwischenwirbelscheiben (Bandscheiben) besitzt die Wirbelsäule Mobilität. Es handelt sich hier um eine knorpelhafte Masse, eine bewegliche Verbindung, vorwiegend aus Faserknorpel (Bandscheibe), zwischen zwei benachbarten Knochen (Wirbelkörper). Diese knorpelige, gelenkartige Verbindung zweier Wirbelkörper und die kleinen Wirbelbogengelenke zwischen den Wirbelbögen ergeben

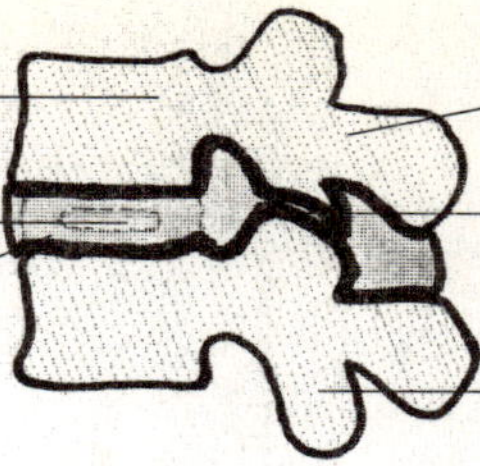

Abb. 4: Das Bewegungssegment

das Bewegungssegment zweier benachbarter Wirbelkörper (Abb. 4). Dieses Segment weist nur einen bescheidenen Bewegungsradius auf, jedoch erreicht die Wirbelsäule als Ganzes durch die Summation der Bewegungen in den mehr als 20 Bewegungssegmenten eine beträchtliche Mobilität.
Auch diese Bewegungseinheiten sind z. B. durch Abnützungen veränderbar, es kommt zur Spondylose, wenn die Wirbelkörper betroffen sind, zur Spondyloarthrose bei Abnützungen der Zwischenwirbelgelenke und zur Osteochondrose bei Degeneration der Bandscheiben.
Eine wichtige Rolle zur Erhaltung der Beweglichkeit eines Gelenkes spielt der Gelenkknorpel. Er überzieht als Gleitfläche die Gelenkanteile der am Gelenkaufbau beteiligten Knochen. Wird er beschädigt, kommt es zur mehr oder minder raschen, meist aber unaufhaltsamen Gelenkstörung, sei es durch Fehlbelastung und nachfolgender Abnützung (Arthrose) oder durch Entzündungsmechanismen (Arthritis).
Der Abbau des Gelenkknorpels durch Abnützung oder Entzündung kann so schwer sein, daß schließlich der darunterliegende Knochenanteil direkt mit der Gelenkhöhle kommuniziert, was bei der mangelnden Gleiteigenschaft des Knochens sowohl zu hochgradigen Irritationen und Schmerzen wie auch zu einer fortschreitenden Zerstörung des Gelenks führt.

Da rheumatische Erkrankungen auch den Knochen und die Muskulatur direkt betreffen können, sollen auch diese kurz beschrieben werden.
Wir kennen verschiedene Formen von Knochen. Für die Rheumatologie wesentlich sind vor allem die langen Röhrenknochen (Gliedmaßenknochen) und die kurzen Knochen der Hand- und Fußwurzel. Dazu kennen wir noch platte Knochen, z. B. die meisten Schädelknochen und das Schulterblatt, und lufthaltige Knochen wie das Siebbein, Keilbein und Stirnbein.
Die Röhrenknochen bestehen aus dem Schaft (Mittelstück) und den beiden mehr oder weniger verdickten Enden, den Epiphysen, die im Gelenkbereich den Gelenkknorpel tragen.
Die kompakte Knochensubstanz des Röhrenknochens umhüllt das Knochenmark. Der feste Knochen wird von der Knochen- oder Beinhaut umgeben, die gut mit Blutgefäßen und Nerven versorgt ist und der Ernährung des Knochens dient. Die gute Nervenversorgung hat wohl schon jeder bei einem Schlag gegen das Schienbein zu spüren bekommen.
Die Architektur des Knochens ist ein Wunderwerk der Natur. Sie ist so ausgerichtet, daß mit einem Minimum an Substanz ein Maximum an Tragfähigkeit und Belastbarkeit erreicht werden kann. Die Knochenbälkchen sind entsprechend den Spannungslinien der Belastung angeordnet. Bei Änderung der Krafteinwirkung auf den Knochen, z. B. bei Fehlstellungen nach schlecht verheilten Brüchen, erfolgt dementsprechend auch ein Umbau der Knochenbälkchen in Anpassung an die veränderten statischen Verhältnisse.
Haben wir es bisher mit den statischen Anteilen des Bewegungsapparates zu tun gehabt, so stellt die Muskulatur

dessen dynamische Komponente dar. Nach dem Aufbau unterscheiden wir die glatte von der quergestreiften Muskulatur; letztere ist die für den Bewegungsvorgang verantwortliche. Sie wird durch unseren Willen beeinflußt, weshalb sie nach der Funktion auch die willkürliche Muskulatur genannt wird. Im Gegensatz dazu ist die glatte Muskulatur nicht unserem Willen unterworfen. Sie arbeitet automatisch zu jeder Sekunde unseres Lebens in den Blutgefäßen und im Darm. Ein quergestreifter Muskel ist allerdings nicht unserem Willen unterworfen und arbeitet zum Glück vollautomatisch: der Herzmuskel.

Abgesehen von verschiedenen Formen der Skelettmuskulatur, die uns hier nicht weiter interessieren, kann an jedem Skelettmuskel neben dem Muskelbauch ein Ansatz und Ursprung unterschieden werden. Meist geht er am Ende in eine Sehne über, die entweder direkt oder über die Beinhaut mit dem Knochen in Verbindung steht. Reizzustände an solchen Ansatzgebieten sind uns z. B. als der sehr schmerzhafte Tennisellbogen bekannt. Der Muskel kann durch eine Veränderung seiner Länge und seiner Spannung wirken. Es gibt Muskeln, die vorwiegend über ihre Spannung aktiv sind, wie die sogegenannte autochthone Rükkenmuskulatur, die wir für die Aufrechthaltung unserer Wirbelsäule benötigen.

Die Kraftentwicklung der Muskulatur hängt neben den im Muskel selbst liegenden Faktoren wie Länge und Zahl der Muskelfasern von der Länge des Hebelarmes ab. Ein Muskel kann auf nur ein Gelenk, aber auch auf zwei oder mehr Gelenke wirken. Je nach seiner Wirkung auf die Körperachsen unterscheiden wir Beuger (Flexoren), Strecker (Extensoren), Anzieher (Adduktoren), Abzieher (Abduktoren), Innendreher (Pronatoren) und Außendreher (Supinatoren). Es ist aber kaum so, daß ein Muskel allein eine

Bewegung an einem Gelenk verursachen wird, sondern immer werden auch andere Muskeln, entweder gleichsinnig (Synergisten) oder gegensinnig (Antagonisten), mitarbeiten.
Verschiedene Hilfseinrichtungen unterstützen die Funktion der Muskulatur oder stellen Gleitschichten dar, wie die Sehnenscheiden oder die Schleimbeutel.
Funktionieren die hier in kurzer Form beschriebenen -Skelettanteile problemlos, so wird ein harmonischer Bewegungsablauf resultieren. Bei Störungen wird je nach auslösender Ursache oder aufgetretener Krankheit ein unfallchirurgisches, sportmedizinisches, orthopädisches oder eben rheumatologisches Gesundheitsproblem festzustellen sein.

3 Einteilung rheumatischer Erkrankungen

Rheumatische Krankheiten kann man nach verschiedenen Gesichtspunkten unterteilen, doch hat sich die Einteilung nach (möglichen) Entstehungsmechanismen am besten bewährt. Dabei unterscheidet man in erster Linie entzündliche und degenerative rheumatische Krankheiten. Bei ersteren beherrschen Entzündungsgeschehnisse das Krankheitsbild, bei letzteren scheint es in erster Linie Verschleiß, also Abnützung zu sein (wobei wir dieses Phänomen bis heute in seiner Entstehung nicht hinreichend verstehen).
Die entzündlichen Erkrankungen können exogen (von außen) verursacht sein, wie dies etwa bei Gelenkinfektionen der Fall ist, oder endogen (von innen), also z. B. durch Fehlreaktionen des Abwehrsystems (siehe Kapitel VII) bedingt sein, wie etwa bei der chronischen Polyarthritis. (Daß sich bei manchen vermeintlich endogen ausgelösten ent-

zündlichen rheumatischen Erkrankungen möglicherweise einmal ein exogener Auslöser finden wird, wollen wir dabei und heute außer Acht lassen.)
Auch durch abnorme Stoffwechselvorgänge können rheumatische Krankheiten entstehen. Dazu sind etwa die Gicht als Erkrankung des Harnsäurestoffwechsels oder die Osteoporose und Osteomalazie als Erkrankungen des Knochenzellstoffwechsels und des damit eng verknüpften Calcium- und Vitamin-D-Stoffwechsels zu zählen. (Dabei müssen wir die Gicht zu den entzündlichen rheumatischen Krankheiten, die Osteoporose zu den Verschleißkrankheiten rechnen.)

4 Befallsregionen des Rheumatismus

Rheumatische Beschwerden betreffen grundsätzlich den Bewegungs- und Stützapparat, der aus Knochen, Gelenken (mit Gelenkknorpel und Gelenkinnenhaut, der Gelenkmembran), Muskeln, Muskelhüllen, Sehnen, Sehnenscheiden, Schleimbeutel besteht (siehe Kap. I/2). An all diesen »Bestandteilen« können somit rheumatische Beschwerden auftreten. Sie können dabei die peripheren Regionen (Arme und Beine) oder die zentralen Anteile (also Wirbelsäule, Becken, Brustkorb, Schulterblatt) befallen.
All diese Regionen können sowohl von entzündlichen als auch von degenerativen rheumatischen Krankheiten betroffen sein. Einige Beispiele mögen das besser veranschaulichen:

- Am Knochen kann es durch Infektionen zu einer Osteomyelitis (Knochen- und Knochenmarkentzündung), durch Verschleiß bzw. mangelhaften Aufbau des gesunden Knochens zu einer Osteoporose kommen.

- An den Gelenken können Gelenkentzündungen (Arthritis) oder Gelenkknorpelabnützungen (Arthrose) auftreten.
- An den Muskeln können Entzündungen (Myositis) oder durch Fehl»verhalten« (aus der Sicht des Muskels) Inaktivitäts-(Atrophie-) oder Verspannungs-(Myogelosen-)Zustände vorkommen.
- Die Muskelhüllen können entzündlich verändert werden (Fasciitis).
- Die Sehnen können überanstrengt und dadurch oft lokal gereizt werden (Ansatztendinopathie, z. B. Tennisarm), bis hin zu einer lokalisierten Sehnenscheidenirritation, oder, etwa im Rahmen einer chronischen Polyarthritis, massive entzündliche Wucherungen der Innenhaut der Sehnenscheiden aufweisen (Tendovaginitis). Bei den Sehnenscheiden überlappen häufig entzündliche und degenerative Veränderungen.
- Auch die Schleimbeutel können, bei Überbeanspruchung oder im Rahmen einer von vornherein entzündlichen Krankheit, entzündet sein.

Hinsichtlich der Detaillokalisation gilt ähnliches: der periphere Gelenkrheumatismus kann entzündlich oder degenerativ sein (z. B. am Knie: Gonarthritis oder Gonarthrose), ebenso der Wirbelsäulenrheumatismus (Spondylarthritis oder Spondylarthrose).

Kompliziert werden diese Tatsachen durch den Umstand, daß entzündliche Erkrankungen häufig von erhöhtem Verschleiß gekennzeichnet sind (z. B. »Sekundärarthrose«) und – wie bereits bei den Sehnenscheidenentzündungen kurz erwähnt – Verschleißerkrankungen häufig entzündliche Reize verursachen (z. B. »aktivierte« Arthrose).

5 Ursachen und Auslöser rheumatischer Erkrankungen

Von den wenigsten rheumatischen Krankheiten kennen wir die Ursachen bzw. Auslöser. Für viele müssen wir Erbfaktoren annehmen, und in der Tat finden sich bestimmte rheumatische Krankheiten familiär gehäuft. Allerdings sind rheumatische Krankheiten kaum je »Erbkrankheiten« im klassischen Sinne, bei denen eine einzelne Genanomalie weitergegeben wird und krankheitsbestimmend (wie etwa bei Blutern) ist. Vielmehr handelt es sich um verschiedene Komponenten, die in einem »Puzzle« oder »Mosaik« von Entstehungsursachen mitspielen.

Manche rheumatische Krankheiten sind direkt oder indirekt durch Keime (Bakterien, Viren u. ä.) ausgelöst (siehe Kap. VII) und können isoliert oder im Rahmen von Infektionen in anderen Bereichen auftreten.

Andere sind, wie bereits oben kurz erwähnt, durch Fehlreaktionen des Immunsystems bedingt (siehe Kap. VII). Wieder andere sind, wie ebenfalls bereits erwähnt, durch verstärkten Verschleiß oder durch Stoffwechselanomalien verursacht.

Rheumatische Erkrankungen können im Zusammenhang mit anderen Grundkrankheiten auftreten (etwa bei Leberkrankheiten, bei der Zuckerkrankheit u. v. a.), sie sind aber selbst, und hier insbesondere die sogenannten »systemischen« rheumatischen Erkrankungen, Ursachen eines Befalls anderer Organe, etwa des Herzens, der Niere u. v. a. (»systemisch«, da bei diesen rheumatischen Erkrankungen oft ein Befall von Organen außerhalb des Gelenk- und Stützapparates auftritt).

Es ist also offensichtlich, daß Rheuma keine einheitliche Erkrankung darstellt, sondern daß rheumatische Erkrankungen vielfältige Ursachen und vielfältige Folgen haben können. Mehr noch, jede Krankheitseinheit weist unterschiedliche Verlaufsformen auf und ist in sich, wie bereits in ihrer Entstehung, mosaikhaft.

Schließlich soll bereits hier festgehalten werden, daß rheumatologische Krankheiten alles andere als harmlos sind (siehe auch Kap. III). Ist Behinderung, wie sie durch Rheuma oft entsteht, harmlos? Ist Befall von Organen etwas Harmloses? Sind Schmerzen harmlos? Sind Stürze oder Bettlägerigkeit als Schmerzfolge harmlos? Was also ist harmlos an chronischer oder akuter rheumatischer Krankheit? Oder ist alles harmlos, an dem man nicht berechenbar rasch (wie etwa bei Krebskrankheiten) oder akut (wie etwa beim Herzinfarkt) verstirbt? Doch auch damit können manche rheumatische Krankheiten dienen.

II Leitsymptome rheumatischer Erkrankungen

Jede Erkrankung, sei sie rheumatologisch oder nicht, äußert sich in charakteristischen und weniger charakteristischen Beschwerden. Nehmen wir als Beispiel den Herzinfarkt: Er kann sich typischerweise in einem heftigen Druck und Schmerz in der Herzgegend mit Ausstrahlung in den linken Arm oder in die linksseitige Halsregion bis zum Kiefer äußern, wobei der Schmerz so heftig sein kann, daß man von »Vernichtungsschmerz« spricht und das begleitende Angstgefühl einer »Todesangst« gleicht. Aber Herzschmerzen können sich auch in ganz anderen Symptomen äußern. Und Schmerzen in der linken Brustgegend, ausstrahlend oder nicht, können auch durch viele andere Krankheiten verursacht werden, um nur zwei Gruppen zu erwähnen: Lungenerkrankungen und – ja, rheumatische Erkrankungen.

Wir haben bereits erwähnt, daß das Wort »Rheuma« aus dem Griechischen stammt und »Fließen« bedeutet. Der Schmerz, den rheumatische Erkrankungen verursachen, ist also häufig fließend, ziehend. Die Erkrankungen können, insbesondere wenn sie die Gelenke betreffen, mit Schwellungen einhergehen. Bei Entzündungen kann der entsprechende Bereich auch wärmer als die Umgebung und unter Umständen gerötet sein. Manche rheumatischen Erkrankungen sind wiederum nicht nur auf den Ort des Schmerzes lokalisiert, sondern sind Erkrankungen des Gesamtorganismus, d. h. »systemische« Krankheiten. Insbesondere bei solchen systemischen rheumatischen Erkrankungen sind gelegentlich die Symptome zu Beginn nur geringfügig. Gehen wir aber diese Aspekte der Reihe nach durch.

1 Schmerz

Schmerz ist generell eine unangenehme Empfindung, die durch innere oder äußere Reize an »Schmerzkörperchen« ausgelöst wird. Von derartigen sogenannten Schmerzrezeptoren weg laufen Nervenbahnen bis ins Zentralnervensystem, wo der Schmerz erst wahrgenommen und entsprechend seiner Auslösung lokalisiert wird. Schmerzrezeptoren können auf Druck oder Zug (Dehnung) reagieren, auf Durchblutungsunterbrechung und auf primär chemische Reize, wie sie im Zuge von Entzündungen vom Organismus produziert werden. Schmerz ist in der Evolution nicht als Selbstzweck etabliert worden, sondern dient der Information über eine Bedrohung des Organismus mit dem Ziel, einem dauerhaften Schaden vorzubeugen.
Die Schmerzen bei rheumatischen Erkrankungen können Knochen, Gelenke, Muskeln, Sehnen, Sehnenscheiden, Bänder, Schleimbeutel und Nerven betreffen. Sie sind meist ziehend, fließend, aber gelegentlich auch stechender Natur. Sie können in ihrer Stärke oft nur geringfügig sein, aber auch sehr heftig bis zur Unerträglichkeit werden. Sie können am Ort der Entstehung auftreten, aber auch in ganz andere Regionen »ausstrahlen«.
Das »Leitsymptom« Schmerz kann aber dem Arzt bei entsprechender Befragung des Patienten helfen, der richtigen Diagnose näherzukommen. So unterscheiden wir einen

»Ruheschmerz« (der bei entzündlichen Erkrankungen wesentlich häufiger auftritt als bei nichtentzündlichen) von einem »Bewegungsschmerz«. Der Bewegungsschmerz wiederum läßt sich weiter differenzieren: wenn der Schmerz etwa bei Beanspruchungen bestimmter Muskelgruppen bzw. Sehnen besteht, nicht aber bei Beanspruchung anderer, charakterisiert er Veränderungen in dem betreffenden Bereich.

Häufig besteht ein Bewegungsschmerz nur in der Anfangsphase der Bewegung, etwa im Knie- oder Hüftgelenkbereich nach längerer Ruhe (z. B. Sitzen); nach einigen Schritten, unter Schmerzen gehen sich die Gelenke ein. Dieser »Anlaufschmerz« ist besonders typisch für die Arthrose, den durch Abnützung bedingten Knorpelschwund.

Bei entzündlichen rheumatischen Krankheiten kommt es typischerweise zur sogenannten »Morgensteifigkeit« der Gelenke: Die Gelenke erreichen nach längerer Ruhe (also vor allem nach dem Schlaf) ihre volle Bewegungsfähigkeit erst nach langer Zeit. Bei der unbehandelten chronischen Polyarthritis etwa kann die Morgensteifigkeit mehrere Stunden betragen. Die Patienten erlangen ihr volles, schmerzarmes Bewegungsausmaß dann oft erst in den Nachmittagsstunden.

Der Bandscheibenvorfall kann zu Schmerzen führen, die in jene Region ausstrahlen, die die irritierte (komprimierte) Nervenwurzel versorgt, also etwa Ausstrahlung ins Bein, unter Umständen bis zum Knöchel, wenn eine Bandscheibe im Bereich der Lendenwirbelsäule betroffen ist. Typischerweise kann bei einem Bandscheibenvorfall der Schmerz durch Belastung der Wirbelsäule, somit auch beim Husten, Niesen oder beim Drücken zum Stuhlgang ausgelöst werden.

Nervenkompressionen führen nicht nur zu Schmerzen,

sondern häufig auch zu sogenannten Parästhesien, also veränderten Empfindungen in der betroffenen Region, z. B. Kribbeln, »Ameisenlaufen« o. ä., in Extremfällen können Lähmungserscheinungen auftreten. Ein solches Ameisenlaufen und verändertes Empfindungsgefühl ist auch bei Bandscheibenvorfällen typisch. Kompressionen können aber auch in anderen Bereichen und durch andere Prozesse entstehen: »Kribbeln« im Bereich des Klein- und Ringfingers etwa spricht für eine Irritation des Ellennerven.

Entzündliche Prozesse z. B. im Bereich der Kreuzdarmbeingelenke sind oft dadurch charakterisiert, daß der für sie typische tiefsitzende Rückenschmerz frühmorgens besonders heftig wird; die Patienten wachen durch diesen »Nachtschmerz« um drei, vier oder fünf Uhr morgens auf, er treibt sie meist aus dem Bett und zwingt sie zum Gehen, weil er durch Bewegung erleichtert wird. Auch die zuvor besprochene Morgensteifigkeit der Gelenke bessert sich im Zuge von Bewegungstätigkeiten. In der Regel führt aber Schmerz häufig dazu, daß Bewegungen vermindert durchgeführt werden. Häufig erfolgt sogar ein weitgehender Funktionsverlust durch Schmerzen.

Oft kann ein Schmerz vom Arzt punktgenau lokalisiert werden, selbst wenn er dem Patienten durch seine Ausstrahlung breiterflächig vorkommt. Dies ist bei den erwähnten Nervenirritationen, besonders aber bei Veränderungen der Sehnenansätze und Sehnenscheiden der Fall. Häufig ist diese punktförmige Lokalisation aber weder für den Patienten noch für den Arzt möglich, wobei dann eine kleine Region, z. B. ein bestimmter Gelenkbereich, oder aber eine größere Region befallen ist, wie etwa der Schulter- oder der Beckengürtel.

Aus diesen kurzen und gar nicht vollständigen Überlegungen zum Thema »Schmerz« ist bereits ersichtlich, wie

wichtig es ist, die Art des Schmerzes, seine Lokalisierung, seine nähere Unterteilung nach Auslösungsmechanismen, Zeitpunkt des Auftretens und möglicher Ausstrahlung genau zu erfassen. Der Arzt wird mittels Befragung und Untersuchung dabei zugleich versuchen, den Schmerz bestimmten Strukturen (Gelenke, Sehnen, Nerven, Muskeln) zuzuordnen. Er wird sich bemühen, seine Ursachen zu erfassen und eine die Ursache möglichst adäquat bekämpfende Schmerzbehandlung einzuleiten. Denn Schmerzbeseitigung allein wird in den meisten Fällen die schmerzauslösende Erkrankung nicht beherrschen, und die beste Schmerzbekämpfung ist mittelfristig die Linderung der zugrundeliegenden Erkrankung.
Der Arzt wird aber auch daran denken, daß ein Schmerz, der im Bereich des Bewegungs- und Stützapparates lokalisiert scheint, oft genug ein »Projektionsschmerz« ist, daß Beschwerden innerer Organe sich in andere Bereiche hin lokalisieren. Wir haben diesbezüglich bereits den Herzschmerz erwähnt, aber auch andere innere Organe, wie etwa Gallenblase oder Bauchspeicheldrüse, müssen sich gar nicht in erster Linie im Sinne von Bauchschmerzen äußern, sondern können in den Rücken projiziert werden. Letztlich ist also auch der rheumatische Schmerz ein Signal, daß »etwas nicht stimmt«, seine Detailcharakterisierung hilft mit, herauszufinden, »was nicht stimmt«, und er führt zur Bekämpfung seiner Ursachen, »damit wieder alles stimmt«.

2 Schwellung

Schmerz ist ein äußerst wichtiges, aber nicht das einzige Leitsymptom der rheumatischen Erkrankungen. Häufig treten bei diesen Krankheiten Schwellungen auf. Auch hier gilt es insbesondere durch die klinische Untersuchung die Schwellung genauer zu charakterisieren:

- Wo ist die Schwellung lokalisiert (Knochen, Gelenke, Sehnenscheiden, Muskeln)?
- Ist die Schwellung streng begrenzt oder nicht?
- Geht die Schwellung mit oder ohne Schmerzen einher?
- Ist die Schwellung teigig weich (wie bei einem Gelenkerguß oder einer Gelenkentzündung) oder etwa sehr hart (wie bei Veränderungen des Knochens)?

Der Arzt wird also versuchen, die Schwellung näher zu charakterisieren. Er wird etwa bei Abnützungserscheinungen (Arthrosen) in aller Regel knöchernhart erscheinende Schwellungen in der Gelenkregion finden, bei entzündlichen Erkrankungen wird die Gelenkinnenhaut (Gelenkmembran) anschwellen und eventuell ein entzündliches Sekret absondern (Gelenkerguß), der das Gelenk prallelastisch erscheinen läßt. Schon der Druck eines derartigen Gelenkergusses kann zu Schmerzen und Funktionsbehinderung führen.

Gelenkergüsse müssen nicht immer durch primär entzündliche Prozesse bedingt sein, sie können häufig auch bei chronischer Reizung schleichend oder bei akuter Reizung (Verletzung) plötzlich auftreten. Mit Hilfe der Gelenkpunktion wird ein derartiges Sekret gewonnen, und die Untersuchungen des Punktates (Synovialanalyse) kann weitere Aufschlüsse über die Ursache und die möglichen Auslöser ergeben. Ein Beispiel: Bei der Gicht wird das Punktat entzündlich aussehen, viele weiße Blutkörperchen enthalten, und viele dieser weißen Blutkörperchen werden im Zellinneren Harnsäurekristalle aufweisen (diagnostisch!).

Nicht alles, was wie eine Schwellung imponiert, muß aber auch wirklich eine Schwellung sein. Das plötzliche Auftre-

ten einer Art Schwellung kann auch zu einer überraschenden Diagnose führen. So bewirkt etwa der Muskelsehnenabriß des Bizepsmuskels ein Zusammenziehen des nicht mehr gespannten Muskels, was eine deutliche kugelige Vorwölbung am Oberarm ergibt, die schon einmal wie eine Schwellung imponieren kann, deren Ursache erst die Untersuchung ergibt.
Das Fehlen einer Schwellung bei rheumatischen Schmerzen ist natürlich als ebenso bedeutsam zu werten wie ihr Auftreten, weil Schmerzen ohne Schwellung einen entzündlichen Prozeß eher unwahrscheinlich machen.

3 Hautfarbe und Temperatur

Entzündliche Prozesse gehen mit einer Erwärmung einher, die Haut über dem betroffenen Areal fühlt sich wärmer an als die Umgebung oder nichtbetroffene Areale. Ist die Entzündung eine akute, kann über die Erwärmung hinaus eine Rötung entstehen. Eine schmerzhafte, überwärmte, stark gerötete Schwellung eines Gelenkes ist etwa für einen Gichtanfall charakteristisch, kann aber auch bei durch andere Kristalle als Harnsäurekristalle ausgelösten Gelenkentzündungen oder bei Gelenkinfektionen auftreten.
Aber auch weitere Hautverfärbungen sind vielsagend. So kann etwa eine Durchblutungsverminderung in den Fingern und Zehen zu einem Weiß- oder Blauwerden dieser Finger (bzw. Zehen) führen. Man bezeichnet dieses Symptom als Raynaud-Phänomen (der französische Arzt Raynaud hat diese Verfärbung erstmals beschrieben). Dieses Phänomen zeugt von einer Störung, möglicherweise von entzündlichen Veränderungen, im Bereich der Gefäße und ist typisch für viele »systemische« rheumatische Krankhei-

ten, z. B. Sklerodermie, Lupus erythematodes u. v. a. Zwar kann das Phänomen auch eigenständig und ohne Krankheitswert vorkommen, es ist aber häufig mit einer der erwähnten systemischen Erkrankungen, die man alle auch unter dem Begriff »Kollagenkrankheiten« oder »Bindegewebskrankheiten« subsumiert, vergesellschaftet.

4 Infektion und rheumatische Erkrankungen

Ein weiteres Leitsymptom für den Arzt ist das mögliche Vorausgehen einer Infektion Tage bis Wochen vor dem Beginn der rheumatischen Beschwerden. Derartige rheumatische Erkrankungen fallen in die Gruppe des entzündlichen Rheumatismus, die vorausgehenden Infekte sind insbesondere viraler oder bakterieller Natur.
Besonders häufig gehen manchen entzündlichen rheumatischen Krankheiten Infekte des Magen-Darm-Traktes mit Bakterien (z. B. Salmonellen), die zu Durchfällen führen, voraus, oder Infekte der Harnröhre, aber auch Infekte des oberen Respirationstraktes (insbesondere Hals- und Mandelentzündungen) mit Viren oder Streptokokken (siehe Kap. VII).

5 Systemische rheumatische Erkrankungen

Viele rheumatische Erkrankungen, insbesondere die entzündlichen, sind »systemischer« Natur, d. h. also, daß der gesamte Organismus in Mitleidenschaft gezogen ist und es sich nicht um eine streng lokalisierte Krankheit handelt, sondern das gesamte Abwehrsystem beteiligt ist. In der Tat zählen viele dieser Krankheiten zu den »Autoimmuner-

krankungen«, bei denen das Abwehrsystem gegen körpereigene Strukturen reagiert (siehe Kap. VII).
Systemische Krankheiten äußern sich häufig mit Fieber, Abgeschlagenheit, Schwäche, Müdigkeit, Gewichtsverlust und Krankheitsgefühl. Das Fieber kann hoch sein (bis 40 °C) oder im subfebrilen Bereich liegen (37 – 38 °C), der Gewichtsverlust kann mehrere Kilogramm betragen und eine bösartige Krankheit vortäuschen. Die Abgeschlagenheit, Schwäche und Müdigkeit führen zu einem Leistungsabbruch und zu vermehrtem Schlafbedürfnis.
Es können aber nicht nur die bereits erwähnten Allgemeinsymptome auftreten, sondern auch andere Organe betroffen sein. Besonders oft ist bei diesen rheumatischen Krankheiten die Haut mitbeteiligt. Die unterschiedlichen Ausschläge können oft sehr charakteristisch sein. So etwa lenken die schmetterlingsartige Rötung des Gesichts beim Lupus erythematodes, die Schuppenflechte bei der Psoriasisarthritis, die Hautverdickungen bei der Sklerodermie (Entzündung des Unterhautbindegewebes), die punktförmige Blutung bei Gefäßentzündungen und viele andere Hauterscheinungen den Arzt zur richtigen Diagnose der sich primär oder sekundär im Bereich des Bewegungs- und Stützapparates manifestierenden Krankheiten.
Neben der Haut können auch sämtliche inneren Organe beteiligt sein, wobei aber unterschiedliche Krankheiten unterschiedliche Organe nach Häufigkeit und Intensität unterschiedlich befallen: Das Herz kann besonders häufig beim rheumatischen Fieber und beim Lupus erythematodes betroffen sein, die Lunge bei der Sklerodermie und den Vaskulitiden, die Niere beim Lupus und den Vaskulitiden, der Magen-Darm-Trakt bei der Sklerodermie und den Vaskulitiden, das Gehirn und die Nervenbahnen beim Lupus und den Vaskulitiden, die Speicheldrüsen einschließlich

der Bauchspeicheldrüse beim Sjögren-Syndrom, die Schleimhäute bei allen erwähnten Krankheiten. Lymphknotenschwellungen können bei vielen dieser Krankheiten als Ausdruck der »systemischen Natur« der Abwehrvorgänge auftreten.

Sind nun bei einer rheumatischen Krankheit in erster Linie innere Organe, wie etwa die Niere, betroffen, dann geht der Krankheitsprozeß schleichend, oft »symptomlos« vor sich, jedenfalls symptomlos hinsichtlich der rheumatischen Beschwerden. Tatsache ist, daß ein Nierenversagen, eine Herzbeutelentzündung, ein zerebraler Krampfanfall, eine Lungenblutung, eine Thrombose und vieles andere gelegentlich Erstmanifestation einer entzündlichen rheumatischen Erkrankung sein können.

Es ist offensichtlich, daß derartige Krankheiten zum Tode führen können und daß eine rasche Diagnose in solchen Akutsituationen notwendig ist. Es soll aber bereits hier festgestellt werden, daß sehr viele dieser entzündlichen rheumatischen Krankheiten heute gut behandelbar, oft heilbar sind. Und es soll zugleich nicht übersehen werden, daß diese von vornherein gefährlichen rheumatischen Erkrankungen natürlich nur einen geringen Prozentsatz der Gesamtheit der rheumatologischen Erkrankungen darstellen.

In jedem Falle sind es die Leitsymptome – der Schmerz, die Schwellung, die Allgemeinsymptome – eines systemischen Prozesses, die den Patienten zum Arzt führen. Dieser wird anhand dieser Leitsymptome, mittels ihrer Detaillierungen, Eingrenzungen, Interpretation, mittels seiner Patientenuntersuchung und unter Heranziehung von Hilfsbefunden die Diagnose einengen, definieren und schließlich die notwendigen Behandlungsmaßnahmen empfehlen.

III Rheuma ist nicht harmlos

1 Befall innerer Organe

Innere Organe können im Rahmen aller entzündlichen rheumatischen Erkrankungen mitbefallen sein, wobei unterschiedliche Krankheiten unterschiedliche Organe in unterschiedlichem Ausmaß »bevorzugen«. Die entzündlichen rheumatischen Erkrankungen sind zehn- bis 20mal seltener als die degenerativen. Sie sind aber nicht nur wegen ihrer häufig aggressiveren Gelenksymptomatik als schwerer zu bewerten, sondern vor allem durch den Befall der inneren Organe, der sie sogar zu potentiell tödlichen Krankheiten macht. Am häufigsten ist der Organbefall bei den sogenannten Bindegewebskrankheiten (wie z. B. bei Sklerodermie und Lupus erythematodes) und dem rheumatischen Fieber, seltener bei der chronischen Polyarthritis, noch seltener bei der Bechterewschen Krankheit oder den reaktiven Gelenkentzündungen.

a) Befall des Herzens

Herzbeutel, Herzmuskel und Herzklappen können beim rheumatischen Fieber, bei der chronischen Polyarthritis (cP, »die« entzündliche Gelenkerkrankung, welche, wie schon der Name sagt, viele Gelenke befällt und durch die Entzündung zu deren Zerstörung führen kann. Dabei kommt es zu Schwellungen, Schmerzen und Funktionseinschränkungen

der betroffenen Gelenke), beim systemischen Lupus erythematodes (SLE, eine entzündliche Bindegewebskrankheit, die durch eine Fehlfunktion des körpereigenen Immunsystems verursacht wird und neben Gelenkbeschwerden auch zu Hautausschlägen, Sonnenlichtempfindlichkeit und Fieber führt) und bei anderen Bindegewebskrankheiten befallen sein. Der Herzklappenbefall ist beim rheumatischen Fieber besonders schwer, und dessen rheumatische Herzklappenfehler zählen zu den häufigsten Klappenfehlern. Je nach Schweregrad und Lokalisation der Klappenfehlfunktion wird das Herz in seiner Pumpfunktion früher oder später zu versagen drohen, so daß sehr häufig der operative Herzklappenersatz notwendig ist.
Die Pumpfunktion des Herzens ist grundsätzlich auch durch Herzmuskelentzündungen und durch massive Herzbeutelergüsse im Rahmen von Herzbeutelentzündungen bedroht. Darüber hinaus kann durch Entzündungen der Herzkranzgefäße, wie sie bei entzündlichen rheumatischen Krankheiten, insbesondere Bindegewebskrankheiten (wenn auch selten) auftreten können, ein Herzinfarkt entstehen.

b) Befall der Lunge

Die Lunge kann von all jenen Krankheiten, die das Herz befallen, betroffen sein, wobei einerseits das Rippenfell, andererseits das Lungengewebe in Mitleidenschaft gezogen sein kann. Dadurch kann die Atemfunktion, bei Lungengewebsbeteiligung auch die Sauerstoffaufnahme behindert sein.

c) Befall der Leber und Bauchspeicheldrüse

Bei vielen rheumatischen Krankheiten können Leber- und Bauchspeicheldrüsenentzündungen auftreten, doch sind dies seltene und selten schwere Ereignisse.

d) Befall des Magen-Darm-Traktes

Insbesondere bei den entzündlichen Gefäßkrankheiten (Vaskulitiden), die zu den Bindegewebskrankheiten zählen, können durch die ablaufenden Ereignisse Infarkte des Dünn- oder Dickdarmes auftreten. Dabei kann es zum Darmverschluß und auch zur Darmperforation (Durchbruch) kommen, was eine schwere, lebensbedrohende Bauchfellentzündung hervorruft.

Bei der Sklerodermie kann durch Beteiligung der Darmmuskulatur und Darmnerven die Beweglichkeit des Darmes in Mitleidenschaft gezogen werden, wodurch es zu schweren Verstopfungen, Schmerzen und Entzündungen kommen kann. Bei Beteiligung der Speiseröhre kann es auch zu Schluckbeschwerden kommen, die auch bei Muskelentzündungen (Myositis) auftreten können.

e) Befall der Nieren

An der Niere kann es schwerste Entzündungen des Nierengewebes (Glomerulonephritis) geben, die bis zum Funktionsverlust, insbesondere beim SLE und den Vaskulitiden, führen können. Die Nierenmitbeteiligung wird meist lange nicht »gespürt« und erst bemerkt, wenn die Nierenfunktion massiv beeinträchtigt ist (Einbehaltung von Flüssigkeit und harnpflichtiger Schlacken). Aus dem Harnbefund lassen sich aber, etwa in Form von Eiweiß- und Blutkörperchennachweisen, frühzeitig Entzündungen des Nierengewebes erfassen. Die Bestimmung der harnpflichtigen Substanzen im Blut (Plasma) erlaubt den Rückschluß auf die Nierenfunktion.

Der Funktionsverlust der Niere kann so ausgeprägt sein, daß eine Nierenersatztherapie (»Blutwäsche«, Dialyse) oder eine Nierentransplantation notwendig wird.

Die Niere dient aber auch der Blutdruckregulation, so daß bei allen die Niere betreffenden Bindegewebskrankheiten die Gefahr von Bluthochdruck gegeben ist, der oft nur schwer einstellbar ist.

f) Befall der Gefäße

Ein Gefäßbefall, nämlich die Gefäßentzündung (Vaskulitis), wurde im Rahmen der Herz- und Nierenbeteiligung bereits erwähnt, doch sollte ergänzt werden, daß der Befall von Gefäßen der Arme und Beine zu Gangrän (»Brand«) eines oder mehrerer Finger (oder Zehen) oder auch größerer Abschnitte führen kann. Neben dem Herzen und dem Darm sind »Infarkte« auch in anderen Organregionen möglich.
Sehr typisch für den Gefäßbefall bei entzündlichen rheumatischen Erkrankungen ist das sogenannte »Raynaud-Phänomen«, bei dem es, insbesondere nach Kälteexposition, zu einem Blau- oder Weißwerden der Finger (bzw. Zehen) durch Engstellung der vorgeschädigten Gefäße kommt.
Das Raynaud-Phänomen charakterisiert keine einzelne Krankheit, sondern ist ein Begleitphänomen vieler. Häufig ist es aber erstes Anzeichen einer entzündlichen rheumatischen Erkrankung. Es kann zwar auch ohne rheumatische Krankheit bestehen, doch meinen manche Wissenschafter, daß gut ein Drittel der Patienten mit einem derartigen »idiopathischen« (von sich aus entstanden, ohne erkennbare Ursache) Raynaud-Phänomen eine rheumatische Erkrankung entwickeln werden.
Manche rheumatische Krankheiten können, allerdings selten, auch zu einer Mitbeteiligung der Venen mit Thrombosebildung (und Embolien) führen.

g) Befall des Zentralnervensystems

Auch das Gehirn kann bei vielen rheumatischen Krankheiten mitbeteiligt sein. Dabei können Schlaganfälle, Krämpfe (Epilepsie) und (potentiell tödliches) Koma auftreten.

h) Befall des peripheren Nervensystems

Auch die peripheren Nerven können, direkt oder indirekt über Gefäßentzündungen, betroffen sein, wodurch Beschwerden im entsprechenden Versorgungsgebiet des betroffenen Nervs bzw. der betroffenen Nervenbahnen entstehen (Kribbeln, Schmerzen, Lähmungen).

i) Befall der Speichel- und Tränendrüsen

Beim Sjögren-Syndrom (nach dem Erstbeschreiber, dem schwedischen Augenarzt Henrik S. Sjögren, benannt), das durch Entzündungen von Speichel- und Tränendrüsen charakterisiert ist, kommt es zu Mundtrockenheit und Fremdkörpergefühl der Augen durch die Zerstörung der sekretbildenden Zellen der Drüsen (Austrocknung). Auch die Bauchspeicheldrüse kann dabei betroffen sein (Verdauungsstörungen), ebenso die Drüsen der Haut (Hautaustrocknung) und andere Schleimhäute (Nase, Bronchien, Genitalbereich). Das Sjögren-Syndrom kann eigenständig auftreten oder die Polyarthritis und den SLE begleiten.

j) Befall der Augen

Bei der chronischen Polyarthritis können Entzündungen der Leder- und der Bindehaut schwere Probleme bereiten. Beim Sjögren-Syndrom können durch Schwinden der Tränenflüssigkeit schwere Hornhautentzündungen entstehen.

k) Lymphknoten und Milz

Bei vielen entzündlichen rheumatischen Krankheiten, insbesondere bei cP, SLE, aber auch infektiösen Erkrankungen, können die Lymphknoten und die Milz als Ausdruck einer gesteigerten Abwehraktivität des Organismus vergrößert sein. Dies hat keinen Krankheitswert, sondern verdeutlicht die hohe Aktivität der Grundkrankheit.

Bei Vaskulitiden kann es allerdings gelegentlich zu Milzinfarkten kommen, was vorübergehend zu starken Schmerzen im linken Oberbauch führt.

l) Folgen des Befalls innerer Organe

Grundsätzlich sind die Folgen des Organbefalls bereits in den einzelnen Abschnitten diskutiert worden. Es ist klar, daß der Befall bestimmter Organe mit einer entsprechenden Funktionsbeeinträchtigung einhergeht. Das Ausmaß dieser Funktionsbeeinträchtigung wird vom Ausmaß der Entzündung und der Bedeutung des Organs abhängen. Das Ausmaß kann aber, etwa im Falle der Beteiligung des Herzens, der Lunge, der Niere, des Gehirns, so schwerwiegend sein, daß es tödlich ist.

2 Hautmitbeteiligung

Die Haut ist das häufigste bei rheumatischen Krankheiten beteiligte Organ. Knoten im Unterhautbindegewebe (z. B. Rheumaknoten) bei der cP, Ausschläge unterschiedlicher Art, Größe und unterschiedlichen Ausmaßes, generell bei allen entzündlichen rheumatischen Krankheiten möglich, oder lediglich eine leichte Marmorierung der Haut als Ausdruck einer Gefäßüberempfindlichkeit, können alleine oder in Kombination auftreten.
Häufig ist ein Ausschlag erstes Anzeichen einer rheumatischen Krankheit, häufig besteht auch, z. B. beim SLE, anfangs lediglich eine ausgeprägte oder leichte Sonnenlichtüberempfindlichkeit (»Sonnenallergie«), bei der es zu Ausschlägen an sonnenbeschienenen Hautarealen kommt. Auch die Hautanhangsgebilde können betroffen sein, etwa im Sinne lokalisierter oder ausgeprägter Haarausfälle, be-

sonders bei SLE und Sklerodermie. Bei der Sklerodermie kommt es zudem zur Sklerose der Haut, also zu einer Verdickung, Verhärtung.
Die Haut ist somit ein wichtiges »Signalorgan« entzündlich-rheumatologischer Erkrankungen, aber auch erkranktes bzw. schwer erkranktes »Befallsorgan«.

3 Mögliche Folgen des entzündlichen und degenerativen Rheumatismus

Wir haben in diesem Abschnitt bisher ausschließlich über den Befall innerer Organe und der Haut und über die (oft schweren und manchmal tödlichen) Folgen dieses Befalls gesprochen. Aber auch die eigentlichen rheumatologischen Beschwerden am Stütz- und Bewegungsapparat, den Gelenken, Muskeln und Sehnen, können zu ausgeprägten Folgen führen. Zunächst sind Patienten mit rheumatischen Krankheiten meist durch Schmerzen, oft sehr starke Schmerzen, beeinträchtigt, die zugleich zu einer generellen Funktionsminderung führen. Wenn diese Schmerzen die Beine oder die untere Brust- und Lendenwirbelsäule betreffen, können die Patienten z. B. stürzen, mit all den Folgen solcher Stürze (insbesondere Brüche). Knochenbrüche sind wiederum bei der Osteoporose häufig, klassischerweise Speichenbrüche, Wirbeleinbrüche und in höherem Lebensalter Oberschenkelhalsbrüche.
Chronische rheumatische Krankheiten führen zu Behinderung mit den Folgen großer Einbußen an Lebensqualität. Die Behinderung kann bis zur Notwendigkeit gehen, von anderen versorgt zu werden, und in der Tat sind, neben den Patienten mit chronischer Polyarthritis, viele alte Menschen aufgrund ihrer Aufbrauchsleiden (Abnützungen am

Skelettsystem) so behindert, daß sie immobil und bettlägerig sind.
Gelegentlich können die beschriebenen Beschwerden zu schwerer, sogar tödlicher Folge führen. Dabei ist nur in zweiter Linie an die Folgen der Bettlägerigkeit nach Stürzen oder die der Grundkrankheit gedacht. Vielmehr darf nicht vergessen werden, daß Lähmungen durch Wirbeleinbrüche oder Bandscheibenvorfälle (die auch zu den rheumatologischen Krankheiten zählen) nicht selten sind. Und bei schwerer chronischer Polyarthritis kann manchmal das Gelenk zwischen erstem und zweitem Halswirbel in Mitleidenschaft gezogen sein, was – bei schwerem Befall dieses Gelenks – sogar zum Tode durch Verletzung lebenswichtiger Anteile des verlängerten Rückenmarks führen kann. Regelmäßige Röntgenuntersuchungen dieser Region geben näheren Aufschluß über eine derartige Gefahr.

4 Rheumatische Erkrankungen bei anderen Grundkrankheiten

Wie zuvor schon angeklungen war, treten rheumatische Erkrankungen nicht nur alleine auf, sondern sie können eine Reihe von anderen Krankheiten begleiten. Wer hätte nicht einmal im Zuge einer Infektion (eines schweren grippalen Infektes, einer Gelbsucht o. ä.) Gelenk- und Muskelschmerzen, oft stark ausgeprägt, gehabt? Rheumatische Schmerzen können aber auch entzündliche Darmerkrankungen, Gallen- und Bauchspeicheldrüsenkrankheiten oder Herzkrankheiten begleiten. Auch bei neurologischen Erkrankungen können sie auftreten, bei Hautkrankheiten und bei der Zuckerkrankheit, und diese Liste ließe sich durchaus verlängern.

Für die meisten derartigen rheumatischen Beschwerden gilt, daß nicht sie es sind, die das Schicksal der Patienten bestimmen, sondern in erster Linie die Grundkrankheit. Für manche Krankheitsbilder aber ist dies anders: Bei den entzündlichen Darmerkrankungen (Crohnsche Krankheit und ulzeröse Kolitis) können Gelenkentzündungen der peripheren Gelenke, aber auch der Wirbelsäule (bis hin zum Morbus Bechterew) auftreten, und die Schuppenflechte (Psoriasis) kann von einer schweren Gelenkentzündung (aber auch einem Wirbelsäulenbefall) begleitet sein (Psoriasisarthritis). Diese Erkrankungen können für die Betroffenen sehr wohl schicksalbestimmend sein. Bei den erwähnten Darmerkrankungen führen die oft schwer zu behandelnden Durchfälle mit verstärktem Flüssigkeits- und Elektrolytverlust zu Abmagerung, Schwächezustand und psychischen Problemen in Form von Depressionen. Meist ist auch eine besondere Diät notwendig. Besonders bei der Crohnschen Krankheit können sich Darmfisteln bilden, die ein operatives Eingreifen erforderlich machen. Die Psoriasisarthritis neigt zu ausgeprägten Gelenkdeformierungen, was neben den psychisch stark belastenden Hautveränderungen die Lebensqualität der Patienten beträchtlich herabsetzt.

5 Rheumatismus und Gesundheitskosten

Die große Zahl der Rheumakranken, die oft lange Dauer plötzlich auftretender rheumatischer Krankheiten, die große Behinderung durch chronischen Rheumatismus, die häufige Notwendigkeit von Krankenhaus-, Kur- und Rehabilitationsaufenthalten, die große Zahl der Frühinvalidisierungen durch rheumatische Erkrankungen, die medikamentöse Behandlung rheumatischer Krankheiten, die Behandlung und Prophylaxe von Nebenwirkungen durch diese Medikamente, die physikalisch-therapeutischen Maßnahmen, die zusätzlich zu oder unabhängig von medikamentösen Maßnahmen gesetzt werden, das alles macht die Erkrankungen des rheumatischen Formenkreises zur kostenträchtigsten Gruppe von Erkrankungen in unserem Gesundheitssystem. Die meisten Arbeitsausfälle sind durch rheumatische Krankheiten verursacht. Bei den Frühinvaliditäten stehen die rheumatischen Erkrankungen an zweiter Stelle hinter den Herz-Hreislauf-Krankheiten als Ursache für die Ausgliederung aus dem Arbeitsprozeß. Um das fünfzigste Lebensjahr leidet jeder zweite an einer rheumatischen Krankheit, vor allem aus dem degenerativen Formenkreis. In der Altersgruppe der über Achtzigjährigen sind bereits weit mehr als 90 Prozent, ja fast 100 Prozent von rheumatischen Beschwerden geplagt.

Die Krankheiten des rheumatischen Formenkreises werden daher völlig zu Recht als »Volkskrankheiten« bezeichnet, der landläufige Begriff »Rheuma« wird zu Recht als »Volkskrankheit« aufgefaßt.

Und doch: es gibt kaum eine Gruppe von Erkrankungen, über deren Ursachen so wenig bekannt ist wie über die Erkrankungen des rheumatischen Formenkreises. Denn nach wie vor sind diese Krankheiten hinsichtlich der Forschungsaktivitäten und insbesondere der Forschungsmittel im Vergleich zu anderen Erkrankungsgruppen (»Krebs«, »Herz«, »AIDS«) deutlich benachteiligt. Diese Benachteiligung gilt es zu ändern, und an dieser Änderung müssen auch – und besonders – die Patienten mitarbeiten.

Rheuma ist nicht harmlos! Rheuma kann tödlich verlaufen, ist schmerzbedrohend und behindernd, Rheuma ist sehr häufig, sehr kostspielig und zählt aus diesen Gründen zur größten Beeinträchtigung und Bedrohung der Gesundheit.

IV Rheuma – eine Alterserscheinung?

1 Rheumatismus im Alter

Auch wenn Rheumatismus beim Kind weniger häufig vorkommt wie beim Erwachsenen, so ist Rheuma doch keine reine Alterserscheinung, wie wir noch erfahren werden. Manche rheumatischen Erkrankungen verlaufen beim Kind und beim Erwachsenen ähnlich oder auch gleich, es gibt aber auch einen speziell für das Alter charakteristischen Rheumatismus, der sich entweder im Sinne eigenständiger Krankheitsbilder oder als andersartige Verlaufsform eines rheumatischen Leidens manifestiert. Auch verschieben sich die Verhältniszahlen der Krankheitshäufigkeit.

Abnützungsleiden am Bewegungs- und Stützapparat werden im Alter naturgemäß das Hauptkontingent der rheumatischen Erkrankungen stellen und können für den betroffenen Patienten oft zumindest ebenso behindernde Auswirkungen haben wie eine entzündliche Gelenkerkrankung. Trifft ein Rheumaleiden einen älteren Menschen, so ist dies oft nicht die einzige Erkrankung. Andere Gesundheitsschäden haben die Aktivität des Patienten manchmal schon vermindert, und das dazutretende Rheumaleiden hat dann sozusagen als kleine Ursache eine große negative Wirkung.

Als Beispiel sei der im Alter ziemlich häufig auftretende Schwindel angeführt. Das Bücken ist durch die Gleichge-

wichtsstörung nicht möglich, entfallene Gegenstände können aber trotzdem, und zwar mittels Kniebeugen, aufgehoben werden, wenn nicht – doch leider ist das relativ häufig der Fall – auch die Kniegelenke infolge von Abnützungserscheinungen (Gonarthrose) geschädigt sind und damit das Kniebeugen nicht mehr möglich ist.
Neben den Abnützungserkrankungen des Skelettsystems ist auch der Knochensubstanzverlust, die Osteoporose, vor allem eine Erkrankung des Alters. Abgesehen von den unangenehmen Schmerzen, die diese Krankheit oft verursachen kann, ist auch die Bruchneigung des Knochens höher, was schon bei trivialen Stürzen zum häufig folgenschweren Schenkelhalsbruch führen kann. Bei fortgeschrittenem Krankheitsstadium kann es sogar zu spontanen Wirbelkörpereinbrüchen kommen, was mit massiven Schmerzen verbunden ist.
Wie schon eingangs erwähnt, sind die Abnützungserkrankungen am Skelettsystem naturgemäß beim älteren Menschen häufiger. Auf diese durch Abnützung geschädigten Gelenke kann sich aber auch noch eine entzündliche Gelenkerkrankung im Sinne einer chronischen Polyarthritis »aufpfropfen«. Wir sprechen dann von der für das Alter typischen Pfropf-Polyarthritis. Nicht immer ist es leicht, diese Krankheitsbilder genau zu unterscheiden und richtig zu diagnostizieren.
Eine für das Alter typische entzündliche rheumatische Erkrankung ist die Polymyalgia rheumatica. Die Übersetzung des lateinischen Namens der Erkrankung ist nicht einfach und trifft den Krankheitscharakter nicht optimal; dem Sinn am nächsten kommt noch die Übersetzung als entzündlicher Muskelrheumatismus. Die Erkrankung beginnt mit ausgeprägten Allgemeinerscheinungen, mit großer Müdigkeit, Erschöpfung, Gewichtsverlust, manchmal auch Fieber, Ge-

lenkbeschwerden und vor allem massiven Muskelschmerzen im Bereich des Schultergürtels mit Ausstrahlung in die Oberarme sowie am Beckengürtel mit Ausstrahlung in die Oberschenkel. Bei den Laboruntersuchungen ist der Rheumafaktor nicht nachweisbar, aber eine exzessiv erhöhte Blutsenkungsreaktion auffallend. Auch der in Rheumatologie erfahrene Arzt kann die Diagnose nur durch Ausschluß anderer entzündlicher rheumatischer Erkrankungen stellen.

2 Rheumatismus beim Kind

Nicht nur das Alter zeigt eigenständige rheumatische Krankheitsbilder, auch im Kindesalter treten spezielle Erscheinungsformen des Rheumatismus auf. Beim Kind gibt es häufiger als beim älteren Menschen eigenständig verlaufende rheumatische Erkrankungen, bzw. überhaupt Manifestationsformen eines kindlichen Rheumatismus.

So unterscheiden wir eine sogenannte juvenile chronische Polyarthritis, welche viel häufiger als die Erwachsenenform dieser Erkrankung eine entzündliche Mitbeteiligung des Achsenskeletts, speziell der Halswirbelsäule, aufweist.

Ein Subtyp dieser Erkrankung ist das Still-Syndrom, das mit Fieber und Organveränderungen wie Leber und Milzvergrößerung, Lymphknotenveränderungen, Anämie und Vermehrung der weißen Blutkörperchen einhergeht. Typischerweise treten auch Hautausschläge und Entzündungen am Rippenfell und am Herzbeutel auf. Beim klassischen Still-Syndrom ist der Rheumafaktor im Blut nicht nachweisbar.

Glücklicherweise gelingt es heute durch gezielt medikamentöse und physikotherapeutische Maßnahmen in den meisten Fällen, die betroffenen Kinder vor Verkrüppelungen zu bewahren. Es sei aber nicht verschwiegen, daß es

auch zu teilweise schwerwiegenden Komplikationen mit lebensbedrohlichen Ausmaßen kommen kann.
Nicht verwechselt werden darf das eben beschriebene Krankheitsbild mit dem rheumatischen Fieber, welches bis vor einigen Jahrzehnten sicher die häufigste rheumatische Erkrankung im Kindes- und Jugendalter war, heute aber erfreulicherweise zu einer Rarität geworden ist. Bei dieser rheumatischen Erkrankung, die über einen Streptokokkeninfekt ausgelöst wird, sind vor allem die Veränderungen am Herzen mit Zerstörungen der Herzklappen gefürchtet. Während die Gelenkveränderungen ohne bleibende Schädigungen abheilen, können die Schäden an den Herzklappen zur unmittelbaren oder späteren Lebensbedrohung werden. Die Entdeckung des Penizillins hat dieser Erkrankung viel von ihrem Schrecken genommen.
Eine andere, im Kindesalter relativ häufige rheumatische Erkrankung, die Purpura Schönlein-Henoch, läuft über eine Gefäßentzündung (Vaskulitis) ab. Es kommt dabei, vorwiegend an den Beinen, zu punktförmigen (purpur)roten Ausschlägen, Fieber und Gelenkbeschwerden (Schwellungen, Schmerzen). Ausgelöst wird die Erkrankung meist durch einen Streptokokkeninfekt des Nasen-Rachen-Raumes (obere Atemwege, Mandelentzündungen).
Eine seltene Erkrankung im Kindesalter, die ebenfalls auf der Basis einer Gefäßentzündung entsteht, ist das Kawasaki-Syndrom. In Deutschland erkranken daran jährlich ca. 150 Kinder. Meist tritt die Krankheit vor dem fünften Lebensjahr auf, mit hohem Fieber, Schleimhautentzündungen, Hautausschlägen und Gelenkschmerzen. Eine Vergrößerung von Lymphknoten und der Leber und Milz sind fast immer nachzuweisen. Problematisch wird die Krankheit bei Befall der Herzkranzgefäße, was zu Herzinfarkten auch im Kleinkindalter führen kann.

Neben diesen Erkrankungen kommen auch die übrigen Rheumaerkrankungen, mit Ausnahme der speziellen rheumatischen Alterserkrankungen, beim Kind und Jugendlichen vor. Sie weisen dann aber doch oft einen etwas anderen Krankheitsverlauf auf und stellen auch in der Therapie und Betreuung für den behandelnden Arzt und Physiotherapeuten eine Herausforderung dar. Ist schon beim Rheumatismus des Erwachsenen die Führung und Betreuung des Patienten von großer Bedeutung, so kann diese beim rheumatischen Kind und Jugendlichen gar nicht wichtig genug genommen werden. Dem Arzt kommt bei der Abschätzung der Prognose der Erkrankung eine hohe Verantwortung zu. Denn Eltern, die in der Situation sind, Dispositionen in schulischer und in berufsausbildender Hinsicht treffen zu müssen, wenden sich naturgemäß an den betreuenden Arzt um eine Stellungnahme über den voraussichtlichen weiteren Krankheitsverlauf. Kann das Kind normal eingeschult werden, oder ist eine Sonderschule vorzuziehen? Kann überhaupt schon eingeschult werden? Soll in einen anderen Schultyp umgeschult werden? Soll die Ausbildung des Jugendlichen zu seinem Wunschberuf überhaupt in Angriff genommen werden? Das ist nur eine kleine Auswahl von auftretenden Fragen, die für Kind und Eltern entscheidende Bedeutung haben, und die Antworten darauf werden auch für den erfahrenen Rheumatologen nicht immer leicht und oft nur nach einem interdisziplinärem Konsilium mit dem Orthopäden, dem Physio- und Ergotherapeuten zu beantworten sein.

3 Rheumatismus bei Frauen und Männern

Nur wenige Krankheitsbilder aus dem rheumatischen Formenkreis sind bei Männern häufiger als bei Frauen, wie

z. B. der Morbus Bechterew, die Gicht und das Reiter-Syndrom. Die chronische Polyarthritis, vor allem aber der systemische Lupus erythematodes (SLE), eine Gelenke, Haut und innere Organe betreffende Autoimmunerkrankung, kommen bei Frauen eindeutig häufiger vor. Der SLE zeigt ein Geschlechtsverhältnis von 9 : 1 für Frauen auf, was auf den Einfluß von hormonellen Faktoren hinweist. Dafür spricht auch die manchmal zu beobachtende Verschlechterung der Erkrankung während einer Schwangerschaft.

Auch andere Erkrankungen aus dem Formenkreis der Kollagenosen (entzündliche Bindegewebserkrankungen) kommen bei Frauen wesentlich häufiger vor.

So wird für die systemische progressive Sklerodermie ein Verhältnis von Frauen zu Männern mit 6 : 1 angegeben, und die Dermatomyositis ist bei Frauen ca. dreimal so häufig wie bei Männern.

Bei anderen rheumatischen Erkrankungen ist das Verhältnis zwischen den Geschlechtern wieder ausgeglichen, bei einigen überwiegen ganz schwach die Männer in der Beteiligung. Von den degenerativen Veränderungen am Bewegungs- und Stützapparat, den Arthrosen und Spondylosen, sind vor dem 50. Lebensjahr Männer etwas häufiger betroffen als Frauen. Im späteren Lebensalter leiden mehr Frauen als Männer an diesen Abnützungserkrankungen. Speziell die Arthrosen der Fingergelenke sind eine Domäne der Frau nach Eintreten des Klimakteriums.

Sieht man vom SLE ab, der durch hormonelle Faktoren zwar nicht verursacht, so doch beeinflußt werden kann, ist die unterschiedliche Verteilung der rheumatischen Erkrankungen zwischen den Geschlechtern bis heute nicht erklärbar.

V Die Psyche und der Rheumatismus

1 Rheumatologische Probleme als Ausdruck psychischer Probleme

Die Medizin hat sich immer wieder getrennt mit körperlichen und seelischen Leiden auseinandergesetzt. Die Sprachentwicklung hat diese getrennte Sicht nicht vollzogen, unterscheidet sie doch die Begriffe »Krank«heit und »Kränk«ung nur durch zwei Tüpfelchen auf dem »a«, und spätestens seit Freud weiß man auch um die vielfältigen Zusammenhänge zwischen »Soma«, dem Körper, und »Psyche«, dem Geist, der Seele.
Wir wissen heute, daß viele Magen-Darm-Erkrankungen auf psychischen Störungen beruhen, auch manche Hauterkrankung psychisch beeinflußt ist – und wir wissen seit wenigen Jahren auch um Zusammenhänge zwischen Psyche, Immunsystem und Entzündungsphänomenen.
Es wäre fraglos weit verfehlt, würde man aus diesem Wissen nun – in Umkehr zum rein somatischen Prinzip der Krankheiten – psychischen Vorgängen eine Vorrang- oder gar alleinige Stellung in Krankheitsentstehungen zusprechen. Ebenso wie heute der psychische Einfluß auf viele Krankheitsgeschehen akzeptiert werden muß, dürfen körperliche Ereignisse hinsichtlich der Krankheitsphänomene nicht in Zweifel gezogen werden. Ein Zusammenspiel zwischen Körper und Seele ist es, das die Entstehung, die

Chronifizierung, das Ausmaß, ein Aufflackern vieler Krankheiten bestimmt.
Bei rheumatischen Erkrankungen können psychische Phänomene eine bedeutende Rolle spielen. Dies betrifft sowohl degenerative (insbesondere weichteilrheumatischen) Erkrankungen als auch entzündliche.
Hinsichtlich der weichteilrheumatischen Syndrome hilft uns der Volksmund ein wenig. Häufig sagt man von Menschen, die eine psychisch anstrengende, wichtige, aufwendige, belastende Tätigkeit ausführen, sie seien »angespannt«. Und tatsächlich sind die Verspannungszustände der Rückenmuskulatur, aber gelegentlich auch Sehnenansatzbeschwerden, häufig bei psychischer Belastung besonders stark ausgeprägt. Das »Ausspannen« beruhigt die Muskulatur und den Sehnenapparat wieder.
Natürlich kann man bei diesen weichteilrheumatischen Verspannungszuständen im Bereich der Wirbelsäule zumeist Abnützungserscheinungen an Bandscheiben oder Wirbelgelenken finden, die eine Irritation von Nervenwurzeln ermöglichen. Doch hier spielt die Wechselwirkung zwischen anatomischen Veränderungen und psychischer Belastung die entscheidende Rolle.
Schmerzempfindungen in den Gelenken und in den Weichteilen sind auch bei depressiver Verstimmung häufig anzutreffen. Ein ganz klassisches Syndrom ist das sogenannte »Fibromyalgie-Syndrom«, bei dem starke Schmerzen im Bereich sehr vieler Körperabschnitte (Rücken, Schultern, Becken, Arme, Beine, Brustbereich) auftreten können, besonders hartnäckig im Bereich von Sehnenansätzen. Bei diesem Syndrom helfen Medikamente, die Schmerz und Entzündung bekämpfen, meist wenig bis nichts, Antidepressiva (vom Arzt verordnet!) und vor allem psychotherapeutische Maßnahmen sind häufig viel wirksamer.

Ein besonderes Phänomen sind rheumatische Schmerzen im mittleren Lebensalter von Frauen, also um die Zeit der Menopause. Es ist nicht klar, ob diese Beschwerden auf die hormonellen Umstellungen zurückzuführen sind oder ob andere Faktoren eine Rolle spielen. Es liegt aber auf der Hand, daß es in diesen so empfindlichen Jahren der Frau auch zu (zumindest subtilen) psychischen Veränderungen kommt, die die Gelenkbeschwerden beeinflussen.
Schließlich darf im Zusammenhang mit psychischen Faktoren bei rheumatischen Krankheiten nicht unerwähnt bleiben, daß auch die Schmerzschwelle psychischen Einflüssen unterliegt. Derselbe Schmerzzustand kann, in Abhängigkeit von der psychischen Verfassung, völlig unterschiedlich empfunden werden. So beeinflussen Ablenkung, Freude, Angst, Trauer das Krankheitsempfinden.
Wir haben bereits zuvor erwähnt, daß auch entzündliche und nicht nur degenerative rheumatische Krankheiten psychischen Einflüssen unterliegen. So ist etwa bekannt, daß sich bei Patienten mit chronischer Polyarthritis bestimmte psychische Eigenschaften, Lebenseinstellungen und die Partnerbeziehung von denen anderer Patientengruppen oder Gesunden unterscheiden. Das muß naturgemäß nicht für den Einzelfall gelten, ist aber eine interessante statistische Beobachtung. Sie ist auch vereinbar mit der Kenntnis der Einflußnahme psychischer Faktoren auf die körpereigene Kortisonausschüttung und Entzündungsphänomene.
Wenn nun psychische Faktoren krankheitsbeeinflussenden, manchmal vielleicht krankheitsauslösenden Charakter haben, dann sollten therapeutische Einflußnahmen auf die Seele zu einer Besserung führen – tatsächlich zeigen das die Effekte der Psychotherapie auf das Fibromyalgiesyndrom. Viel Erfahrung gibt es auch mit autogenem Training bei rheumatischen Erkrankungen, und es ist klar, daß

Patienten mit Hilfe des autogenen Trainings ihre Beschwerden minimieren können. Häufig ist aber auch die pure Abstinenz von psychischen Streßsituationen ausreichend. »Ausspannen« ist also, im obigen Sinne, von besonderer, abschwächender, oft heilender Wirkung.

2 Psychische Probleme als Ausdruck rheumatischer Krankheiten

Im Kapitel über den Organbefall rheumatischer Krankheiten (Kap. III) haben wir gesehen, daß auch das Zentralnervensystem als Zielorgan der Entzündung mitbetroffen sein kann. Besonders beim SLE, viel seltener bei anderen Bindegewebserkrankungen, kann es dabei auch zu ausgeprägten, primär organisch-psychischen Veränderungen kommen. Neben Depressionen kann auch das sogenannte »organische Psychosyndrom«, eine durch Organveränderungen (am Gehirn) ausgelöste psychische Veränderung, auftreten. Derartige Krankheitsmanifestationen können gelegentlich sogar einziger klinisch faßbarer Ausdruck eines SLE sein. Bei dieser Form der psychischen Veränderung wirkt Psychotherapie nicht, die Behandlung der Grundkrankheit mit immunsuppressiven Medikamenten ist aber meist rasch erfolgreich, wenn keine bleibenden Schäden aufgetreten sind.
Nun sind psychische Probleme als Ausdruck rheumatischer Krankheiten aber nur selten auf einen direkten, krankheitsbedingten Organbefall zurückzuführen. Daß eine Erkrankung, jede Erkrankung, eine psychische Last darstellen kann, ist evident. Daß eine chronische Erkrankung, und viele rheumatische sind chronische Krankheiten, dies tut, ist noch selbstverständlicher. Daß chronische Schmerzzu-

stände und die Angst vor ständig wiederkehrenden Schmerzen die Seele belasten, ist anders kaum vorstellbar.
Es ist also einsichtig, daß rheumatische Krankheiten psychische Probleme schaffen. Dadurch ergibt sich aber ein Teufelskreis, weil dieses durch die Krankheit induzierte seelische Leid wieder die rheumatischen Beschwerden verstärken kann, wie bereits im vorigen Abschnitt Kap. V/1 ausgeführt worden ist. So, wie Depressionen zu rheumatischen Beschwerden führen können, können rheumatische Erkrankungen depressive Zustände (»reaktive Depression« ist gewissermaßen eine Depression »mit Grund«, im Gegensatz zur »endogenen« Depression) bedingen.
Es darf auch nicht übersehen werden, daß Patienten mit chronischen rheumatischen Erkrankungen häufig in eine Abhängigkeit von der Umwelt geraten. Diese Abhängigkeit liefert sie einerseits unter Umständen der Willkür anderer aus, läßt sie sich selbst aber andererseits als hilflos und als Last für andere empfinden. Solche Situationen können durch viele psychologische Phänomene gekennzeichnet sein: durch depressive Verstimmungen (bis hin zu Selbstmordtendenzen), aber gelegentlich auch durch sadomasochistische Beziehungen zu den Kontaktpersonen und gegenseitige Aggressionen.
Schließlich muß auch festgehalten werden, daß der chronisch Kranke, Behinderte, Kontakt mit der Umwelt verliert; zum einen, weil er Mobilität verliert, zum anderen, weil frühere Bekannte oder Freunde das Behindertsein, die Abhängigkeit oft sehr schwer ertragen, daran nicht erinnert werden, sie nicht erleben wollen. Gelegentlich schämen sie sich auch der eigenen Gesundheit. Jedenfalls führt auch diese zunehmende Isolation beim chronisch und schwer Rheumakranken zu zusätzlicher psychischer Belastung. Selbsthilfegruppen können hier kontaktfördernd wirken.

VI Rheuma und Sexualität

Es ist ein immer wieder beobachtetes Phänomen, daß im Gespräch zwischen Patienten und Arzt Sexualität tabuisiert wird. Obwohl unser Leben ohne Sexualität nicht denkbar wäre, wird ihre Erwähnung in einem sachlichen, fachlichen Gespräch als peinlich empfunden. Der Patient geniert sich oft vor Aussagen über seine Intimsphäre, sei sie die körperliche im Sinne der Geschlechtsorgane oder die persönliche im Sinne sexueller Beziehungen, und der Arzt fühlt sich unwohl, wenn er die Intimsphäre der Patientin oder des Patienten hinterfragt, insbesondere, wenn es um sexuelle Beziehungen geht.
Was hat Sexualität und der Umgang mit Sexualität aber mit rheumatologischen Erkrankungen zu tun? Sehr viel, und zwar sowohl von seiten der Entstehung bestimmter rheumatischer Erkrankungen als auch hinsichtlich ihrer Behandlung wie auch seitens ihrer Folgen. (Es wird hier nicht auf mögliche Zusammenhänge zwischen potentiell psychosomatischen Formen des Rheumatismus und diversen Triebtheorien eingegangen, siehe auch Kap. V.)
Wir haben bereits kurz erwähnt, daß rheumatische Erkrankungen als Folge einer Infektion der Harn- und Geschlechtsorgane auftreten können. Symptom derartiger Infektionen sind Harnröhrenentzündungen mit Ausfluß, Harndrang und Schmerzen und, bei der Frau, Scheiden- und Gebärmutterhalsentzündungen. Gelegentlich können

derartige Infekte »aufsteigen« und andere Bereiche des Urogenitaltraktes befallen, ja zu Sterilität führen.
Die heute häufigsten Keime, die diese Entzündungen auslösen, sind die Chlamydien und die Mykoplasmen. Aber auch die Gonokokken (Erreger der Gonorrhöe) können zu Gelenkentzündungen führen. Die Diagnose kann durch Untersuchungen des Ausflusses und von Abstrichen leicht gestellt werden.
Es ist offensichtlich, daß die Behandlung derartiger Infekte (und zugleich auch der rheumatischen Krankheit) mittels Antibiotika durchgeführt werden sollte. Die antibiotische Therapie der Patienten nützt aber in der Regel wenig, wenn die Sexualpartner nicht mitbehandelt werden, weil es sonst zu »Pingpong«-Infektionen kommt. Es infiziert sozusagen der nicht behandelte Partner wieder den bereits behandelten, worauf das »Spiel« von vorne beginnt. Dabei kann meist nicht festgestellt werden, welcher der Sexualpartner den Keim zuerst aufgenommen hat. Hier ist der Arzt aufgerufen, die Patienten entsprechend zu informieren und zu motivieren, mit dem Partner zusammen die entsprechenden Therapieschritte vorzunehmen.
Weniger klar und leicht zu behandeln sind die Probleme, die der Rheumakranke mit seiner Sexualität als Folge seiner Krankheit haben kann. Jemand, der Schmerzen empfindet, hat natürlich weiterhin libidinöse Empfindungen, er bedarf aber bei der Praxis des Geschlechtsverkehrs besonderer Rücksichtnahme. Manche Patienten benötigen Hilfe und entsprechende Aufklärung, um den Geschlechtsverkehr schmerzfrei oder zumindest schmerzarm zu gestalten und ihn genießen zu können. Vor allem der Befall der Hüftgelenke bei der Arthrose oder Arthritis führt zu Bewegungseinschränkung und Bewegungsschmerz, die bei einem konventionellen Geschlechtsverkehr sehr hinderlich sein

können. Auch Beschwerden in anderen Gelenkbereichen, etwa Kniegelenke, Lendenwirbelsäule u. a., können zu Unannehmlichkeiten beim Sexualverkehr führen. Oft sind nur Veränderungen in der Kontaktposition der Partner während des Geschlechtsverkehrs ausreichend, um eine schmerzfreie Befriedigung zu erreichen. Dabei sollte auch vor unkonventionellen Stellungen nicht haltgemacht werden. Der Arzt kann dabei durch seine Beratung insofern hilfreich sein, als er weiß, in welcher Position die Gelenke wenig beansprucht werden und welche Stellungen beim Geschlechtsverkehr daher ratsam sind, weil sie mit geringer Gelenkbeanspruchung und weniger Schmerzen verbunden sind. Der männliche Rheumakranke wird es dabei meist etwas leichter haben, da er am Rücken liegend, wenn auch relativ passiv, den Geschlechtsakt vollziehen kann, vorausgesetzt, der weibliche Partner hat eine ausreichende Beweglichkeit für diese Stellung. Bei Frauen können schwere Hüftgelenkveränderungen mit entsprechender Schmerzsymptomatik und Bewegungseinschränkung den Geschlechtsakt »von vorne« unmöglich machen. Die seitliche Lage der Frau und die Annäherung des Mannes von hinten kann in solchen Fällen erfolgreich sein. Dazu ist natürlich eine vorurteilsfreie Einstellung zur Sexualität notwendig. Partner, die sich seit längerer Zeit kennen, werden weniger Probleme haben, die günstigste Stellung zu finden. Auch kann eine Verlängerung des sexuellen Vorspiels die körperliche Belastung des Sexualaktes reduzieren. Die Sexualpartner sollten versuchen, mit ihrer Phantasie aus der Not eine Tugend zu machen und viel »probieren«. Voraussetzung für ein befriedigendes Sexualleben unter den oft schwierigen Bedingungen eines rheumakranken Partners ist eine gute Partnerschaft, die viel Einfühlungsvermögen und völlig offene Aussprachen mitbringt.

VII Rheumatismus und Immunsystem

1 Das Immunsystem

Das Immunsystem dient dazu, den Organismus möglichst unversehrt zu erhalten. Es soll die Integrität des Körpers bewahren, ihn also vor allem vor eindringenden, möglicherweise krankheitserregenden Strukturen (z. B. Bakterien, Viren, fremde Eiweißkörper u. ä.) beschützen. Es bedient sich dabei einerseits verschiedener Arten von Körperzellen, anderseits verschiedener löslicher Substanzen. Zu den Zellen des Abwehrsystems zählen in erster Linie die weißen Blutkörperchen, die im Blut schwimmen oder in bestimmten Geweben (Milz, Lymphknoten u. a.) vorkommen, zu den löslichen Bestandteilen zählen die Antikörper und Botenstoffe der weißen Blutkörperchen, die sogenannten Zytokine.

In seiner Gesamtheit agiert das Abwehrsystem wie ein Heer mit defensivem Charakter, das aus unterschiedlichen, zum Teil sehr mobilen und rasch einsatzfähigen Einheiten besteht, viele Empfangs- und Sendeeinrichtungen aufweist, enge Kommunikation zwischen den Einheiten und auch dem Rest des Körpers aufrechterhält und über ein großes und unterschiedliches Potential an »Waffen« verfügt. Die Abwehr vollzieht sich nach mehreren, weitgehend unverrückbaren Grundprinzipien, für die wir auch entsprechende Vergleiche aus dem täglichen oder dem militärischen

Leben heranziehen werden, denn was das Abwehrsystem tut, ist nicht unähnlich einem stetigen Kampf gegen »feindliche Eindringlinge«. Die weißen Blutkörperchen lassen sich unterteilen in Granulozyten, Monozyten und B- und T-Lymphozyten. Von jeder dieser Zellarten gibt es noch weitere Untergruppen, deren allgemeine Darstellung jedoch zu weit führen würde. Granulozyten und Monozyten sind Freßzellen (Phagozyten), sie nehmen relativ unspezifisch fremde Strukturen (z. B. Bakterien) auf und zerstören sie im Inneren mit Hilfe ihrer Enzyme, das sind zersetzende Eiweißkörper. Mann kann diese Freßzellen mit einem Müllschlucker vergleichen: was hineinkommt, wird möglichst weitgehend zerstört.

Monozyten haben aber auch eine andere, sehr wichtige Funktion: Sie tragen an ihrer Oberfläche jene Erbstrukturen, die es dem Immunsystem ermöglichen, den eigenen Körper als »selbst« zu erkennen und von jedem anderen Organismus (mit Ausnahme eines eineiigen Zwillings) zu unterscheiden. Diese Erbstrukturen sind Eiweißkörper, die zum System der sogenannten humanen Leukozyten-Antigene (HLA) zählen.

T-Lymphozyten binden sich mit der Genauigkeit einer Schlüssel-Schloß-Reaktion an Monozyten, welche an ihrem oberflächlichen HLA-Molekül auch einen winzigen Bestandteil des zuvor zerlegten Eindringlings angebracht haben. Durch die Bindung werden die T-Zellen »aktiviert«, d. h., sie beginnen Botenstoffe zu produzieren, die andere Zellen beeinflussen. Jede T-Zelle teilt sich und wird damit Ursprung einer großen Zellfamilie, deren Mitglieder alle die gleiche Reaktionsfähigkeit, also die Fähigkeit nur zur Erkennung der einzigen, von Monozyten »präsentierten« Struktur aufweisen.

Da etwa ein einzelnes Virus aus vielen Bestandteilen besteht, werden gegen einen solchen Eindringling viele T-Zellen aktiviert. Die aktivierten T-Lymphozyten helfen bei der Aktivierung von B-Lymphozyten und anderen, z. B. toxischen T-Lymphozyten. Toxische T-Zellen können andere Zellen, vor allem Tumorzellen und mit Viren infizierte Zellen, zerstören. Sie sind Hauptakteure bei der Virusabwehr.

B-Lymphozyten reifen zu Plasmazellen, den »Antikörperfabriken«, aus. Die löslichen Antikörper kann man mit schwimmenden Leuchtsignalen vergleichen, die sich an eine Zielstruktur spezifisch binden. Nach ihrer Bindung »leuchten« sie derart, daß sich entweder körpereigene Freßzellen anlagern können, die nunmehr Fremdsubstanzen über den gebundenen Antikörper aufnehmen oder andere Eiweißkörper (Komplementsystem) andocken, die wie eine Bombe Löcher in die von den Antikörpern gekennzeichnete fremde Zelle (z. B. Bakterium) brennen und sie so abtöten.

Entzündliche Reaktionen (Austritt von Blutplasmakomponenten und Entzündungszellen ins Gewebe mit nachfolgender Schwellung, Erwärmung, Rötung und Freisetzung von Schmerzauslösern mit nachfolgendem Funktionsverlust) werden wesentlich von den löslichen Botenstoffen der Zellen ausgelöst, den sogenannten Zytokinen. Die Zytokine, von denen mittlerweile mehrere Dutzend bekannt sind und zu denen etwa auch die Interferone gehören, können – je nach Art – andere Zellen aktiv machen (z. B. Lymphozyten) oder anlocken (etwa Freßzellen) und sind so ein wesentlicher Bestandteil des Immun- und Entzündungssystems.

Sie können aber nicht nur am Ort ihrer Entstehung aktiv sein, sondern auch in der Ferne. So können etwa Zytokine, wie das sogenannte Interleukin 1 (IL 1) und das Interleukin 6 (IL 6), im Zentralnervensystem eine Fieberreaktion auslösen, man nennt diese Zytokine daher auch endogene (körpereigene) Pyrogene (Fiebererzeuger).

Tatsächlich gehen die Fieberzustände im Rahmen der meisten Infekte mit der Aktivierung dieser endogenen Pyrogene einher. Auch die große Müdigkeit und Abgeschlagenheit im Zuge von Entzündungen ist durch Zytokine (ebenfalls IL 1 und IL 6) ausgelöst, ebenso der Gewichtsverlust (durch den sogenannten Tumor-Nekrose-Faktor verursacht; dies ist ein Botenstoff, der bei der Abwehr von Tumorzellen eine Rolle spielt).

Zytokine, vor allem IL 6, bedingen schließlich auch jene Vorgänge, die zur Entstehung der entzündlichen Eiweißprodukte führen, die eine Erhöhung der bekannten »Blutsenkungsgeschwindigkeit« bewirken. Auch die bei Entzündungen zu beobachtende Blutarmut (Anämie) und der vermeintliche Eisenmangel (vermeintlich, da nur eine Verlagerung des Eisens aus dem Blutserum in die Eisenspeicher erfolgt und daher im Blut erniedrigte Eisenwerte gemessen werden) sind durch Zytokine bedingt.

Die Zytokine können aber auch Wirkungen an Nervenbahnen oder Hormondrüsen aufweisen – auf diese Weise sind Abwehrsystem, Hormonsystem und Nervensystem miteinander verknüpft und gegenseitig beeinflußbar.

Unser »Abwehrsystem« vermag also in verschiedenen Situationen unterschiedlich zu reagieren, es setzt aber fast immer mehrere seiner Möglichkeiten ein, um einen Eindringling sicher zu bewältigen. Zugleich signalisieren die offensichtlichen Entzündungsmechanismen (Rötung, Schwellung, Schmerz, Funktionseinschränkung) dem Organismus den Ablauf der Ereignisse und die Bedrohung, der er ausgesetzt ist.

2 Autoaggression und Rheumatismus

Üblicherweise unterscheidet das Immunsystem zwischen »selbst« und »fremd«: es wird körpereigene Strukturen nicht angreifen. Eine Sondersituation eines Eindringlings ist die Organtransplantation, bei der meist Gewebe mit unterschiedlichen »Signalanlagen« (HLA-Strukturen) transplantiert wird. Da diese Strukturen dem Immunsystem von vornherein fremd und »nicht-selbst« erscheinen, greift es das transplantierte Organ an, was, wenn nicht medikamentös behindert, zur raschen Transplantatabstoßung führt.

Aus unbekannten Gründen kann es aber gelegentlich zu »Autoaggressionen« kommen: es entstehen Abwehrreaktionen gegen körpereigene Zellen, Zellbestandteile oder lösliche Eiweißkörper (»Autoantikörper«, »autoreaktive Lymphozyten«). Führt eine solche »Autoaktivierung« des Immunsystems zu einer Krankheit, spricht man von »Autoimmunkrankheit«. Zu den Autoimmunkrankheiten zählen u. a. viele rheumatische Erkrankungen, wie die chronische Polyarthritis, der systemische Lupus erythematodes oder die Sklerodermie.

Die rheumatischen »Autoimmunerkrankungen« sind durch das Auftreten von charakteristischen Autoantikörpern gekennzeichnet, also Antikörper, die gegen körpereigene Strukturen gerichtet sind. Meist handelt es sich bei solchen Strukturen um körpereigene Eiweißkörper. Ein solcher Autoantikörper ist z. B. der Rheumafaktor, der vor allem bei der chronischen Polyarthritis im Blut nachweisbar ist. Bei rheumatischen Bindegewebskrankheiten sind ebenfalls in unterschiedlicher Häufigkeit spezifische Autoantikörper nachweisbar, die dann auch für die Diagnose solcher Krankheiten hilfreich sein können. Benannt sind sie nach Abkürzungen der Namen der Patienten, bei denen sie zuerst entdeckt wurden, oder nach der Struktur, gegen die sie gerichtet sind. So sind Anti-Sm- und Anti-DNS-Antikörper für den SLE typisch, Anti-Jo1 für die Myositis und Anti-Ro und Anti-La für das Sjögren-Syndrom. Aber nicht alle Patienten mit diesen Krankheiten weisen Autoantikörper auf.

Ob Autoantikörper ursächlich am Krankheitsgeschehen beteiligt sind, ist bisher nicht schlüssig bewiesen und wird in der Fachwelt eher nicht angenommen.

3 Infekt, Abwehrsystem und Rheumatismus

Ein normal funktionierendes Immunsystem eliminiert »Eindringlinge« rasch und komplett und behält den Eindringling und seine Bestandteile im »Gedächtnis«. Im Zuge der Entwicklung des Menschen ist das Immunsystem, im Vergleich zu primitiven Lebewesen, vielfältig ausgereift, um immer effizienteren Schutz zu gewähren. Im Verlaufe der Menscheitsgeschichte mit ihrer Vielzahl von Seuchen haben überwiegend nur jene Menschen überlebt, deren Immunsystem mit den seuchenauslösenden Keimen am besten fertig wurden.

Dies besagt aber zugleich, daß das Immunsystem nicht immer und nicht bei jedem die »Eindringlinge« gleich effizient bekämpfen kann. Die Effizienz der Abwehr hängt von den ererbten Gegebenheiten des Abwehrsystems ab (insbesondere vom HLA-System), aber natürlich auch von der Art und »Aggressivität« des Keimes. In einem solchen Zusammenhang kann z. B. der Umstand gesehen werden, daß viele rheumatologische Krankheiten bei Menschen mit bestimmten HLA-Strukturen häufiger auftreten als bei Menschen, die diese Strukturen nicht aufweisen.

Bei den sogenannten reaktiven Gelenkentzündungen ist ein Zusammenhang mit bestimmten Keimen gesichert; es ist sogar bekannt, daß diese Keime, allerdings oft nur mehr bruchstückhaft, in die Gelenke verschleppt werden. Die ursprüngliche Infektion findet an einem ganz anderen Ort, meist im Urogenitalbereich, im Magen-Darm-Trakt, Haut- oder Hals-Nasen-Bereich statt – in jenen Organen also, durch die wir mit der »feindlichen« Umwelt in Kontakt stehen. Im Gelenk können die Keime eine schwellende Entzündung auslösen, die auftreten kann, ohne daß die Infektion am Ursprungsort bemerkt werden muß.
Bei solchen Patienten scheint das Immunsystem die Keime nicht ausreichend effizient zu eliminieren. Daher ist auch ein möglicher Behandlungsweg für derartige reaktive Arthritiden die Gabe von Antibiotika, die die Keime abtöten helfen. Warum die Keime in die Gelenke verschleppt werden, ist selbst den Spezialisten unklar und Gegenstand vieler Spekulationen.
Wir können also festhalten, daß das Immunsystem mit Hilfe vielfältiger Mechanismen unseren Körper bewacht, daß Entzündungsreaktionen ein normales Geschehen im Zuge derartiger Abwehrmechanismen darstellen, daß jedoch immunologische Fehlreaktionen zu chronischen Entzündungen führen können, zu denen auch eine Vielzahl von rheumatischen Erkrankungen zählt. Die Ursachen von immunologischen Fehlreaktionen sind in der Rheumatologie aber bis heute unklar, ihre Aufdeckung wird zu neuen Formen der Therapie führen. Einige neue Wege werden bereits beschritten. Die Zukunft hat schon begonnen.

VIII Rheumatismus und Ernährung

»Schaden bestimmte Nahrungsmittel bei Rheumatismus?«
»Kann ich bei Rheuma alles essen?«
»Gibt es eine Rheumadiät?«
»Man hat mir eine richtige Rheumadiät empfohlen!«
Mit diesen und ähnlichen Fragen und Aussagen werden Ärzte häufig konfrontiert; sie bewegen Patienten, ihre Angehörigen und Freunde.
Leider muß ich sie an dieser Stelle enttäuschen: es gibt nur ganz wenige rheumatische Erkrankungen, bei denen Diät eine wichtige Rolle spielen kann: die Gicht und die Osteoporose. Es gibt andere rheumatische Erkrankungen, insbesondere die mit entzündlichen Ereignissen einhergehenden, bei denen bestimmte Diätformen entzündungsmildernden – wenn auch nicht heilenden – Einfluß haben. Und es gibt schließlich rheumatische Erkrankungen, insbesondere die Abnützungskrankheiten, bei denen Übergewicht das Krankheitsrisiko erhöht und das Fortschreiten der Erkrankung fördert und Gewichtsreduktion die Krankheit mildern kann.
Bevor wir auf Details hinsichtlich der rheumatischen Krankheiten eingehen, sollten wir kurz Revue passieren lassen, daß der Mensch seine Nahrung benötigt, um Flüssigkeit (Wasser), Eiweiß (Proteine), Kohlenhydrate, Fette, Spurenelemente und Vitamine aufzunehmen.
Im Körper selbst vollziehen sich im Rahmen komplizierter

biochemischer Mechanismen und unter Einfluß von Hormonen, wie etwa dem Bauchspeicheldrüsenbotenstoff Insulin, Ab-, Um- und Aufbauvorgänge an verschiedenen Körpersubstanzen wie Muskeln, Knochen, Nerven u. a. Dazu sind die Eiweißstoffe, Fett und Kohlenhydrate und die aus ihnen gewonnene Energie erforderlich. Überschüsse, wie etwa solche an Kohlenhydraten und Fett, werden in Form von Fetten in Fettzellen abgelagert und sind aus diesen Speichern als Reserveenergiequelle verfügbar.

All die erwähnten biochemischen Vorgänge vollziehen sich in den Zellen des Körpers, wobei die Zellen unterschiedliche Aufgabe und Inhaltsstoffe aufweisen: Eine Leberzelle hat andere Aufgaben und muß daher andere Vorgänge bewerkstelligen als etwa eine Muskelzelle des Herzens oder eine Nervenzelle des Gehirns.

Zellen bestehen, unabhängig von ihrer eben angedeuteten »Spezialisierung« in den unterschiedlichen Organen, aus einem Zellkern, einem Zelleib und einer Zellmembran. Im Zellkern befinden sich Chromosomen, die sämtliche genetische Informationen des Organismus enthalten. Diese genetische Information ist in Form der Desoxyribonukleinsäure (DNS) verschlüsselt, die – wie ihr Name sagt – aus einer bestimmten Zuckerart (Desoxyribose) und Nukleinsäuren besteht. Die Nukleinsäuren wiederum zählen entweder zur Gruppe der Purine oder zu jener der Pyrimidine. Im Zelleib werden die Informationen aus dem Zellkern in winzigen »Fabriken« in Eiweißkörper umgewandelt. Diese sind ihrerseits für unsere Lebensfunktionen verantwortlich. Der Zelleib ist von der Zellmembran umhüllt, die aus Eiweiß und Fetten besteht.

Wie können wir nun rheumatologische Krankheiten durch bewußte Ernährung mildern oder ihnen gar vorbeugen?

Wenden wir uns zunächst der Gicht zu. Wir haben sie

bereits kurz erwähnt als eine durch Kristalle ausgelöste Gelenkentzündung. Aber nicht nur die Gelenke, auch die Weichteile und Organe, insbesondere die Niere, können betroffen sein. Die Kristalle, die die Entzündung auslösen, bestehen aus Harnsäure. Harnsäure wiederum ist das Produkt des Abbaus der gerade erwähnten Purinkörper.

Purine sind zwar in jeder Zelle des eigenen Organismus enthalten, doch führen wir sie mit unserer Nahrung zusätzlich zu, besteht diese doch zu einem großen Teil aus Zellen (z. B. Muskelzellen des Fleisches). Besteht bei einem Menschen eine angeborene Neigung zur Gicht, kann dieses Zuviel an Purinen und der damit verbunde vermehrte Anfall von Harnsäure zur Ausfällung dieses Harnsäureüberschusses in Form von Kristallen führen, z. B. im Harn, was zur Nierensteinbildung führen kann, oder auch in der Gelenkflüssigkeit, was eine akute Gelenkentzündung zur Folge hat (Kristallarthritis).

Wenn wir auch heute über ausgezeichnete und verhältnismäßig gut verträglich Medikamente zur Behandlung der Gicht und des erhöhten Harnsäurespiegels verfügen, so könnte man doch auch mit Diät allein in vielen Fällen Erfolge erzielen. Wichtig ist dabei lediglich zu wissen, welche Nahrungsmittel besonders purinreich und damit zu meiden sind. Hier diese Nahrungsmittel im Überblick:

- Innereien (Bries, Leber, Niere)
- fette Fleisch- und Wurstwaren
- fettreiche Fische (Hering, Ölsardinen, Kammuscheln, Thunfisch aus der Dose)
- Fleischextrakte
- Hülsenfrüchte (Bohnen, Erbsen, Soja)
- Manche Gemüsesorten: Spinat, Spargel

Grundätzlich schaden dem Gichtpatienten Nahrungsmittel ohne Purine und solche mit niedrigem Puringehalt nicht, solche mit hohem Puringehalt sind unbedingt zu meiden. Allerdings erlauben die modernen Medikamente, die die Harnsäure im Blut senken können (entweder durch Blockierung der Harnsäurebildung aus den Purinen oder durch vermehrte Ausscheidung der Harnsäure über die Niere), dem Gichtpatienten trotzdem hin und wieder einen Griff zu diesen »unerlaubten« Speisen.

Der Gichtpatient, bereits historisch als Genießer bekannt (die Gicht galt als Krankheit der Könige und Fürsten), hat zudem oft eine stattliche Körperkonstitution und dieser Eigenschaft entsprechend häufig noch weitere gesundheitliche Probleme (Zuckerkrankheit, Herzkrankheiten, Hochdruckkrankheit). Er hatte und hat daher oft auch große Schwierigkeiten, seine Diät einzuhalten. »Gibt es eine Rheumadiät?«, das ist gerade für ihn eine wichtige Frage; er kennt zwar die Antwort und weiß auch, welche Nahrungsmitteln er zu meiden hat, ist aber als »Genießer« meist nicht bereit, daraus die Konsequenzen in Form einer Diät zu ziehen.

Wir haben bereits erwähnt, daß diätetische Maßnahmen bei entzündlichen rheumatischen Krankheiten hilfreich, wenn auch nicht heilend, sein können. Welche Maßnahmen sind dies, und wie wirken sie?

Bei jeder Entzündung sind vielfältige Mechanismen beteiligt: die oft unbekannten oder bekannten Auslöser (z. B. Kristalle, Bakterien), Zellen (meist weiße Blutkörperchen), Botenstoffe, Eiweißkörper des Blutplasmas u. a. Die weißen Blutkörperchen zählen dabei teilweise zu sogenannten Freßzellen, die versuchen, die auslösende Substanz, aber auch zerstörtes Gewebe, zu »fressen« und abzubauen.

Die weißen Blutkörperchen werden meist sehr rasch an den Ort der Entzündung gelockt und können sich mit Hilfe

von Veränderungen ihrer Zellmembran im Sinne von Verformungen durch Blutgefäßwände und durch das Gewebe hindurchbewegen. Sie enthalten Fermente, die die eigentliche Abbaufunktion vollführen, indem sie das »gefressene« Material innerhalb des weißen Blutkörperchens verdauen oder aber von den Zellen »ausgespuckt« werden und dann den Abbau außerhalb der Zelle vornehmen.
Um die Freßzelle selbst aber vor einer »Selbstverdauung« zu schützen, liegen diese Fermente im Zelleib nicht frei vor, sondern sind in »Körner« verpackt. In die Hülle dieser Körner und in die Zellhülle selbst, die Zellmembran, sind Fette eingelagert.
Wenn die in Membranen eingelagerten Fette aus sogenannten hochungesättigten Fettsäuren (Fettsäuren, die mehrere Doppelbindungen der Kohlenstoffatome aufweisen und daher mit weniger Wasserstoffatomen »gesättigt« sind) bestehen, wie sie etwa besonders reichlich in Färberdistelöl oder im Fett bestimmter Fischarten, z. B. Lachsöl, enthalten sind, sind sie stabiler, die Zellen etwas weniger beweglich, und es werden somit Entzündungsprozesse gebremst. Bestehen die Fette der Membranen aber aus gesättigten Fetten, wie sie insbesondere bei Säugetieren auftreten und etwa im Schweinefett oder in fetten Milchprodukten enthalten sind, dann werden Entzündungsprozesse gefördert. Es gibt durchaus eine Reihe von experimentellen Hinweisen dafür, daß entzündliche Krankheiten unter bestimmter Fischöl-Diät wesentlich gebessert werden können. In der Praxis besteht die Schwierigkeit aber darin, große Mengen Fischöl konsumieren zu müssen, damit ein positiver therapeutischer Effekt erzielt wird. Es ist aber auf jeden Fall eine fischreiche Diät einer fleischreichen Ernährung vorzuziehen, auch in Hinblick auf die positive Wirkung, die die ungesättigten Fettsäuren bei der

Verhinderung der Ausbildung einer Arteriosklerose und des damit verbundenen Risikos, an einer Herzkranzgefäßverkalkung zu erkranken, spielen.
Auch bei Zuckerkranken, die wegen des Insulinmangels eine Fettstoffwechselstörung und ein wesentlich erhöhtes Arterioskleroserisiko aufweisen, ist eine Ausgewogenheit der Ernährung, v. a. der Fettzufuhr wesentlich. Somit handelt es sich bei dieser Empfehlung um eine auch für viele andere gesundheitliche Aspekte wichtige Maßnahme von großem Vorbeugungscharakter. In der folgenden Tabelle wird der Gehalt an ungesättigten Fettsäuren in verschiedenen Nahrungsmitteln gezeigt. Bevorzugt sollten die mit höherem Anteil an ungesättigten Fettsäuren werden.

Fettgehalt einiger Nahrungsmittel, gegliedert in gesättigte *und ungesättigte Fettsäuren*

Nahrungsmittel 100 g	Fett g	gesätt. Fettsäure g	ungesätt. Fettsäure g
Fleisch			
Schweinefleisch, mager	14,2	5,1	1,3
Schweinefleisch, fett	37,0	16,9	3,7
Rindfleisch, mager	10,5	5,0	0,0
Kalbfleisch	4,0	2,0	0,0
Kaninchen	6,0	4,0	0,2
Huhn mit Haut	6,8	2,7	1,3
Huhn ohne Haut	3,8	1,0	1,0
Ente	14	4,3	3,1
Gans	20	6,2	4,4
Rehrücken	3	2,0	0,1
Schinken, gekocht	20	9,2	2,0
Blutwurst	44	20,0	4,0
Leberkäse	23	11,0	2,0

Nahrungsmittel 100 g	Fett g	gesätt. Fettsäure g	ungesätt. Fettsäure g
Fisch			
sehr fett, z. B. Aal	27,8	6,3	5,0
fett, z. B. Hering	17,9	3,3	3,4
mittelfett, z. B. Karpfen			
Heilbutt	9,2	1,5	1,8
mager, z. B. Seezunge, Forelle	3,1	0,5	0,6
Fette			
Schmalz	100,0	38,0	10,0
Butter	82,0	46,0	2,0
Margarine	80,0	12,4	24,8
Sonnenblumenöl	100,0	11,0	64,0
Olivenöl	100,0	11,0	8,0
Maiskeimöl	100,0	12,4	40,5
Milchprodukte, Eier			
Kuhmilch (Vollmilch)	3,5	2,1	0,1
Buttermilch	1	0,6	?
Süße Sahne	30,0	18,0	0,9
Hartkäse vollfett	28,0	17,0	0,8
Weichkäse 20% Fett i. T.	8,6	5,9	0,2
Camembert 45% Fett i. T.	23,4	13,2	0,6
Edamer 40% Fett i. T.	22	13,0	0,7

Die Empfehlung, tierische Fette (mit Ausnahme von Fetten bestimmter Fische) zu meiden, steht ein wenig in Konflikt mit jenen Ernährungsmaßnahmen, die wir Ärzte gerne gegen eine weitere wichtige rheumatologische Krankheit anraten, die Osteoporose.

Da durch die Änderung der Ernährungsgewohnheiten die Aufnahme von Calcium mit der täglichen Nahrung in unseren Breiten mittlerweile auf die Hälfte des täglich notwendigen Bedarfes zurückgegangen ist, muß für eine ausgewogene Calciumzufuhr gesorgt werden.
Calcium ist einerseits Bestandteil der Knochen, andererseits als Spurenelement von größter Wichtigkeit für eine normale und ausgewogene Funktion von Zellen jeglicher Art. Der Knochen dient somit dem Organismus als Speicher für das in Lösung befindliche und damit für alle Zellen jederzeit verfügbare Calcium. Calcium stabilisiert zugleich den Knochen, macht ihn fest und belastbar. Der Calciumstoffwechsel wird von verschiedenen Botenstoffen und dem Vitamin D minutiös reguliert.
Bei der Osteoporose ist der Knochenanbau gegenüber dem Knochenabbau vermindert. Dadurch wird der Knochen spröde, »porös«, brüchig. Insbesondere Frauen sind nach dem Beginn der Wechseljahre osteoporosegefährdet. Die Porosegefahr verstärkt sich bedeutend, wenn die Calciumzufuhr zu gering ist. Daher ist eine ausreichende Calciumzufuhr nötig. Man rechnet heute mit 1,5 Gramm Calcium pro Tag als Mindestnotwendigkeit.
Calcium ist insbesondere in Milch und Milchprodukten enthalten, vor allem in verschiedenen Hartkäsesorten. Wollen Sie nun Ihren Calciumbedarf vor allem mit Milchprodukten decken und nicht mit Hilfe von Calciumtabletten, so sollten Sie zugleich das eben diskutierte Problem der Fettzufuhr berücksichtigen, so daß sich in erster Linie jene Milchprodukte, die besonders mager sind (Magerkäse, Magermilch), zur Calciumbedarfsdeckung eignen. Liegt bereits eine Osteoporose vor oder besteht ein erhöhtes Osteoporoserisiko (frühzeitiges Klimakterium, Nikotinsucht, Kortisonlangzeitbehandlung u. a.) so sollte neben

einer entsprechenden calciumreichen Ernährung zusätzlich Calcium in Tablettenform zugeführt werden.
Da Vitamin D und vor allem seine Umbauprodukte den Calciumübertritt aus dem Darm in das Blut ebenso fördern wie den Einbau von Calcium in die Knochen, ist zusätzlich auf eine ausreichende Vitamin-D-Zufuhr zu achten. Allerdings kann Vitamin D als eines der wenigen Vitamine in hohen Dosen Vergiftungserscheinungen verursachen. Daher darf es nur in geringen Dosen angeboten werden. Der Vitamin-D-Gehalt einiger Nahrungsmittel ist in der folgenden Tabelle angegeben. Die täglich Zufuhr sollte 300 I. E. (internationale Einheiten) nicht überschreiten, das entspricht 7,5 Mikrogramm. Bei Kindern ist der tägliche Bedarf mit 400 I. E. anzusetzen.

Vitamin-D-Gehalt einiger Nahrungsmittel

	Mikrogramm pro 100 g eßbarem Anteil
Hering	31,0
Lachs	16,3
Heilbutt	5,0
Steinpilze	3,1
Pfifferlinge	2,1
Champignons	1,9

Obst und Gemüse enthalten kein Vitamin D.
Ein letzter diätetischer Hinweis soll dem Übergewicht gewidmet sein. Der Knorpel der Gelenke dient als Gleit- und teilweise auch als Pufferzone. Jede Fehl- oder Überlastung zieht ihn in Mitleidenschaft. Übergewicht fördert und beschleunigt etwa Abnützungserscheinungen – Arthrosen – im Bereich der Beine, insbesondere der Kniegelenke. Übergewicht schadet aber auch bei entzündlichen Gelenk-

erkrankungen, weil der durch die Entzündung vorgeschädigte Knorpel vermindert widerstandsfähig ist und frühzeitig zur Arthrose neigt. Die ständige Überbelastung durch Übergewicht trägt dann zur noch schnelleren Zerstörung des Knorpels infolge Abnützung bei.

Übergewicht führt aber nicht nur zu Fehlbelastungen der Gelenke, sondern auch zu Fehlbelastungen von Muskeln und Sehnen und damit zu Problemen besonders im Bereich von Sehnenansatzstellen. Und Übergewicht bewirkt schließlich oft auch Haltungsfehler, die zu Schmerzen führen können. Somit kommt bei rheumatischen Erkrankungen auch einer Reduktionsdiät besondere Bedeutung zu, allerdings nur bei Übergewichtigkeit des Patienten.

Sie sehen: Diät hat in der Rheumatologie einen hohen Stellenwert. Sie kann in sehr vielen Fällen helfen, Komplikationen zu mildern, in einigen Situationen sogar direkte Krankheitsbeeinflussung bewirken. Eine »Rheumadiät« im eigentlichen Sinn, also eine bestimmte Diät zur »Behandlung« einer bestimmten rheumatischen Erkrankung, gibt es allerdings nicht. All die zuvor angeführten Diätempfehlungen sind als vorbeugende und als unterstützende Maßnahmen zu verstehen.

IX Rheuma und Sport

Rheuma und Sport stehen in einer vielfältigen Wechselbeziehung, die sich leider oft ungünstig auf den Rheumapatienten auswirkt, sei es physisch, weil er seine Behinderung nicht realistisch einschätzt und seinen Körper überfordert, was zu Verletzungen führen kann, sei es psychisch, weil er eine von ihm geliebte Sportart infolge der Erkrankung nicht mehr ausüben kann und dadurch unter Umständen depressive Verstimmungen erleidet. Das muß nicht so sein, denn bei Beachtung einiger Grundregeln schließt eine rheumatische Erkrankung eine sportliche Aktivität nicht unbedingt aus.
Primär haben wir aber zu unterscheiden zwischen durch Sport verursachten rheumatischen Beschwerden oder Schäden, also einem Sportschaden, und dem Bedürfnis eines Rheumapatienten, eine sportliche Aktivität trotz seiner Krankheit fortzusetzen oder gar neu zu beginnen. Im ersten Fall können wir mit Einschränkungen vom »sportbedingten Rheumatismus« sprechen, im zweiten vom »Rheumatiker als Sportler«.

1 Sportbedingter Rheumatismus

Wenn wir Rheuma weitläufig als die Summe der den Bewegungs- und Stützapparat durch Schmerzen und Funktionseinschränkungen beeinträchtigenden Erkrankungen und Veränderungen definieren, so ist Sport sicher in vielen Fällen die Ursache für solche Erscheinungen. Abnützungserkrankungen und weichteilrheumatische Beschwerden treten häufig in Verbindung mit intensiven sportlichen Aktivitäten auf. Das Ausmaß der Beschwerden kann dabei sehr verschieden sein; es reicht von kaum wahrnehmbaren Belastungsschmerzen bis zu massiv deformierenden Gelenkveränderungen. Im Gegensatz zum Leistungssportler, bei dem die Schädigungen meist infolge extremer Belastungen eintreten, ist der Vergnügungssportler oft durch mangelndes Training und somit einem inadäquaten Verhältnis zwischen Ehrgeiz und Belastungsfähigkeit gefährdet. Der Leitsatz »Sport ist gesund« verliert dadurch leider oft seine Gültigkeit.

Eine primär entzündliche rheumatische Krankheit kann durch Sportausübungen nicht verursacht werden. Es besteht aber die Möglichkeit, daß durch Überanstrengung eine solche, sozusagen im Keim bereits vorhandene Erkrankung einmal getriggert (eingeschaltet, ausgelöst) wird. Bestimmte Prädispositionen erhöhen das Risiko, eine sportbedingte Schädigung zu erleiden. Für eine vorgeschädigte Wirbelsäule wird z. B. Kunstspringen nachteilige Auswirkungen haben. Faktoren wie Alter, Geschlecht, Konstitution und Trainingszustand haben ebenfalls prädisponierenden Charakter für primäre und in der Folge sekundäre Schädigungen des Skelett- und Muskelsystems. So kann eine an und für sich nicht gravierende Wirbelsäulendeformierung, wie sie beim Morbus Scheuermann (eine im Jugendalter ablaufende, relativ harmlose Erkrankung, die durch eine verstärkte Krümmung besonders der Brustwirbelsäule gekennzeichnet ist) auftritt, durch unfachgemäßes Krafttraining oder Ausübung einer dafür ungeeigneten Sportart, wie z. B. Rudern, einen ungünstigen Verlauf neh-

men, was dann doch zu einer erheblichen Wirbelsäulenverkrümmung führen kann. Eine solche Erkrankung könnte mit einer frühen ärztlichen Untersuchung erkannt werden, und eine Umpolung der sportlichen Ambitionen des Jugendlichen wäre noch möglich.
Schwieriger ist es mit dem Konstitutionstyp, der die Grundlage für Leistungs- und Belastungslimits darstellt. Er ist genetisch vorgegeben, und eine Spitzenleistung wird nur zu erbringen sein, wenn der entsprechende Konstitutionstyp auch die ihm adäquate Sportart trainiert hat (Lauftyp, Sprungtyp, Krafttyp). Allroundspitzensportler, wie sie die Zehnkämpfer darstellen, sind eher eine Seltenheit und zeigen mit ihrer hohen Verletzungsanfälligkeit die Problematik auf.
Leider manifestiert sich der Konstitutionstyp eines Menschen selten mit ausreichender Sicherheit vor dem 16. Lebensjahr. Die Entscheidung, für welche Sportart der Jugendliche später eine Höchstbelastung ertragen und die damit erarbeitete Höchstleistung erbringen kann, ist aus diesem Grund mit einem großen Unsicherheitsfaktor behaftet. Die Gefahr einer späteren Überforderung des Jugendlichen mit erhöhter Verletzungsgefahr und Entwicklung von Schäden ist groß. Es ist daher die frühzeitig richtige Bestimmung des jeweiligen Konstitutionstyps eine der wichtigsten Präventivmaßnahmen gegen sportbedingte Schädigungen des Bewegungs- und Stützapparates. Da der Konstitutionstyp speziell in der frühen Jugend nicht immer eindeutig vorliegt, sollten Sie, wenn Ihr Kind eine bestimmte Sportdisziplin als Leistungssport betreiben möchte, unbedingt einen Sportarzt zu Rate ziehen. Er hat Erfahrung mit den Auswirkungen der verschiedenen Sportarten auf den menschlichen Körper und kann daher eventuell zu erwartende negative Auswirkungen der gewählten Sportart bei Ihrem Kind abschätzen.

Es ist verständlich, daß durch die im Alter abnehmende Elastizität des Knochens und der Sehnen und die deutlich verringerte Erneuerungsfähigkeit der Gewebe das Ausmaß der Abnützung von Gelenken und der Wirbelsäule durch sportliche Überbelastungen altersabhängig ist. Im fortgeschrittenerem Alter ist die Knochenbruchgefahr und überhaupt die Verletzungsgefahr erhöht. Wirbelkörpereinbrüche oder Schenkelhalsbrüche treten schon bei oft nur einfachen Stürzen auf. Die Osteoporose, die Verminderung der Knochensubstanz, ist dafür meist mitverantwortlich. Aber auch der verminderte Schutz infolge einer nicht mehr voll ausgebildeten muskulären Absicherung der Gelenk- und Knochenstruktur.

Es ist durch Studien eindeutig erwiesen, daß ein gesunder Organismus ein noch so hartes, gut aufgebautes Training mit Höchstbelastungen ohne Schäden toleriert. Es kommt dabei kaum zu Überlastungssyndromen, da dem Körper ausreichend Zeit zur Anpassung gegeben wird und eine oberste Grenze der Belastbarkeit nicht überschritten werden kann, sofern nicht die Anwendung verbotener Dopingmittel diese Grenze hinaufzusetzen versucht. Dabei ist die Betonung auf gesund und gut aufgebaut zu legen, was die Wichtigkeit der frühen (sport-)ärztlichen Untersuchung und Beratung unterstreicht und einen gut ausgebildeten und verantwortungsbewußten Trainer und Betreuer erfordert. Das um so mehr, als der Trainingsaufbau im Leistungssport heute bereits im Kindesalter beginnt und hier ein auch nur geringer Organschaden fatale Folgen haben kann.

Athleten wie Betreuer neigen oft zur Bagatellisierung leichterer Verletzungen oder Beschwerden, dadurch ist der Zusammenhang zwischen einem rheumatischen Leiden und der oft jahrelang zurückliegenden primären Schädigung nicht immer nachvollziehbar. Die Beschwerden können auch erst Jahre nach Beendigung der sportlichen Karriere auftreten.

Der Bewegungsapparat ist aus einem aktiven und einem passiven Anteil aufgebaut. Zu ersterem gehören die Muskeln, zu letzterem Sehnen, Bänder, Knochen und Knorpel. Durch Sport bedingte rheumatische Krankheiten betreffen in der Mehrzahl die passiven Anteile des Bewegungsapparates. Das Spektrum der möglicherweise sportbedingten rheumatischen Leiden beinhaltet die Arthrosen (Gelenkabnützungen), die Enthesiopathien (Sehnen-Muskelansatz-Erkrankungen), aseptische Knochennekrosen (Absterben des Knochens ohne Infektion), Ermüdungsbrüche, die Osteochondrosis dissecans (Abtrennung von Knochen-Knorpel-Anteilen des Gelenks), die Pseudoarthrose (Scheingelenk nach nicht verheilten Knochenbrüchen), Spondylosen (Abnützungen der Wirbelsäule), Spondylolysen (Lockerung des Wirbelkörpergefüges) und Spondylolisthesen (Wirbelkörpergleiten). All diese Veränderungen verursachen nicht nur eine Behinderung der unmittelbar betroffenen Funktionseinheiten, sondern führen infolge z. B. ungünstiger statischer Auswirkungen auch zu Abnützungen in benachbarten Gelenken oder der Wirbelsäule. Das auftretende Krankheitsbild ist oft sehr komplex, der auslösende Faktor nicht immer eruierbar. Die Latenzzeit kann mehrere Jahre betragen, und bei Auftreten der ersten Krankheitszeichen die sportliche Aktivität des Spitzenathleten oder Vergnügungssportlers bereits beendet sein.

Die Arthrose

Sie ist mit den Wirbelsäulenveränderungen und den Erkrankungen der Sehnen- und Bandstrukturen die häufigste durch Sport verursachte rheumatische Erkrankung. Degenerative Gelenk- und Wirbelsäulenveränderungen stellen aber auch sonst den größten Anteil der rheumatischen Erkrankungen.

Es kann die primäre Arthrose, die sich ohne erkennbares Trauma (Verletzung) entwickelt, von der sekundären Arthrose, die im Gefolge einer Verletzung entsteht, unterschieden werden. Wiederholte Mikrotraumen können aber retrospektiv in den seltensten Fällen nachgewiesen werden, so daß unter den primären Arthrosen sicher ein erheblicher Anteil an Sekundärarthrosen enthalten sein dürfte.

Die Entwicklung einer Arthrose ist über die Anatomie (siehe Kap. I) und den Mikroaufbau des Gelenkes zu verstehen. Der Gelenkknorpel besteht aus einer Grundsubstanz, Fasern und Knorpelzellen. Er ist imstande, sich erhöhten mechanischen Belastungen anzupassen; dabei ist eine möglichst gleichmäßige Druckverteilung wesentlich. Ist eine solche infolge verletzter Bandstrukturen oder auch einer Meniskusverletzung bzw. Knochenbrüchen mit von der Achse abweichender Verheilung nicht gegeben, so kommen auf kleine Knorpelareale erhöhte Druckeinwirkungen, die früher oder später eine Knorpelschädigung hervorrufen und damit den schicksalhaften Verlauf der Arthrose einleiten. Es führen somit exogene und auch endogene gelenkmechanische Faktoren zu einer Knorpelläsion, die dessen Regenerationsvermögen überfordern und schließlich eine Arthrosebildung bewirken (Prokop). Davon betroffen sind naturgemäß vor allem die Gelenke der unteren Gliedmaßen, bei Boxern, Karatekämpfern, Basket- und Volleyballspielern auch die der oberen Gliedmaßen.

Minimale Achsenfehlstellungen der Gelenke können auch anlagebedingt sein und sich dem Erkennen bei einer flüchtigen Untersuchung entziehen. Ein intensives Training über Jahre genügt dann zur Ausbildung einer Arthrose. Das verwundert nicht, wenn man die Leistungen eines Spitzensportlers im Training betrachtet. So absolviert ein Eiskunstläufer bei mindestens fünf Trainingstagen pro Woche um die 100 Sprünge pro Tag, ein Stemmer bewältigt mehrere Tonnen im Verlauf seines Hanteltrainings. Es ist daher eher erstaunlich, wie wenige Spitzensportler an schwereren degenerativen Gelenkerkrankungen leiden. Eher erscheint der selten optimal trainierte Vergnügungssportler gefährdet.

Die Femoropatellararthrose

Sie betrifft den Gelenkanteil zwischen der Kniescheibe und dem vorderen Bereich der Gelenkgleitfläche des kniewärtigen Teiles des Oberschenkelknochens. Auf diesen Gelenkbereich wirken bei verschiedenen Sportarten teilweise extreme Belastungen ein. So entsteht am Femoropatellargelenk beim Aufrichten aus der Hocke ein Druck von ca. 1000 Kilopound.

Weitere bei Sportlern häufig auftretende Erkrankungen sind: die Chondromalazia patellae, eine Zerstörung des Knorpelanteils der Rückseite der Kniescheibe. Kniegelenkergüsse mit oft beträchtlichen Flüssigkeitsansammlungen in der Gelenkhöhle, welche, wenn sie nicht rechtzeitig punktiert werden, zu schweren Arthrosen führen können. Das gleiche gilt in noch verstärkterem Ausmaß für den Hämarthros, eine Blutansammlung in der Gelenkhöhle.

Aber nicht nur die direkten überlastenden Einwirkungen auf die Gelenke können zu Arthrosen führen, sondern auch Verletzungen und Schädigungen an gelenknahen und gelenkinternen Bandstrukturen. So wird ein nicht optimal behandelter Kreuzbandriß mit fast absoluter Sicherheit zur Kniegelenkarthrose führen. Das Reaktionsmuster ist also im wesentlichen immer gleich: das Endprodukt ist immer ein durch verfrühte Abnützung funktionsbehindertes Gelenk, so vielfältig die schädigenden Einflüsse durch über-

mäßige und nicht adäquate sportliche Aktivitäten auf die Gelenke auch sein können.
Prinzipiell trifft das auch auf die möglichen Veränderungen an der Wirbelsäule zu. Überlastungen einzelner Wirbelsäulenabschnitte können besonders bei Fehlhaltungen auftreten und in der Folge in diesen Regionen zu Spondylosen (Abnützungen an der Wirbelsäule) oder auch Osteochondrosen (Abnützung der Zwischenwirbelscheiben) führen.
Auf die Gefahr der Verschlechterung des Verlaufs beim Morbus Scheuermann bei nicht adäquatem Trainingsverhalten wurde bereits zu Beginn des Kapitels hingewiesen.
Der Morbus Scheuermann kann zwar durch Sport ausgelöst werden, die Ursache dieser Erkrankung ist aber nie in der sportlichen Aktivität begründet.
Anders ist die Situation bei der Spondylolyse und der Spondylolisthese gelagert. Hier kann sehr wohl eine direkte ursächliche Auswirkung des Leistungssports in manchen Disziplinen nachgewiesen werden.
Die Ausbildung eines verstärkten Rundrückens wird durch manche Sportdisziplinen gefördert, so z. B. beim Rudern, Turnen und Radfahren (Abb. 5).

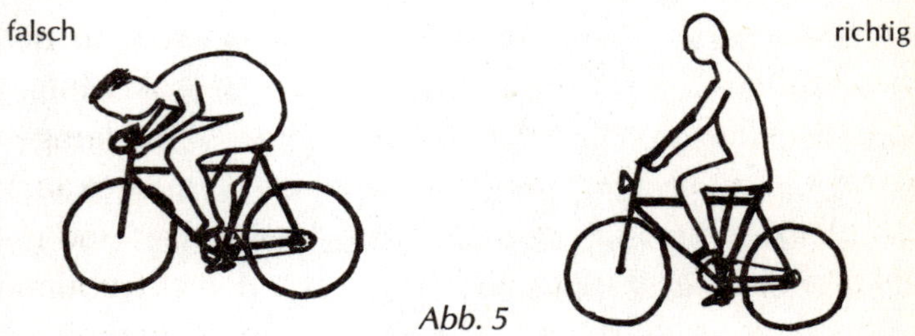

Abb. 5

Erkrankungen an Sehnen werden durch Sport recht häufig verursacht. Man denke nur an den Tennisellenbogen (Epicondylitis humeri lateralis), eine schmerzhafte Sehnenerkrankung an der Außenseite des Ellbogens. Die entsprechende Veränderung kann auch an der Innenseite auftreten und wird dann Golfer- oder Speerwerferellenbogen genannt. Im Prinzip können solche Erkrankungen der Sehnenansätze in jeder entsprechenden Region auftreten, wie z. B. am Ansatz des Dreiecksmuskels der Schulter oder an der Innenseite des Kniegelenks oder auch im hinteren Bereich des Fersenbeines am Ansatz der Achillessehne. Alle diese Krankheiten können mit quälenden Schmerzen einhergehen und zu einer beträchtlichen Behinderung führen. Fallweise können sie durch den massiven Reizzustand den Eindruck einer Entzündung erwecken. Es handelt sich aber nicht um ein primär entzündliches Geschehen, die Entzündungszeichen in den Laborwerten sind nicht erhöht, und die Abgrenzung zu den entzündlichen Gelenkleiden ist meist nicht schwierig.

Durch Sport verursachte Muskelerkrankungen, die dem rheumatischen Formenkreis zugerechnet werden könnten, sind selten. Meist handelt es sich um Verletzungen wie Zerrungen, Dehnungen und Risse. Interessant ist die Myositis ossificans (Muskelverkalkung), welche nach Blutergußbildungen eintreten kann und gegenüber einer Bindegewebserkrankung abgegrenzt werden muß. Bisher haben wir über sportbedingte, dem rheumatischen Formenkreis zurechenbare Erkrankungen gesprochen. Dabei konnten wir feststellen, daß diese Erkrankungen durch Überlastung, inadäquate Belastung und Verletzungen verursacht werden. Die nicht adäquate Belastung kann aufgrund des Alters, des Konstitutionstyps oder auch des Geschlechts erfolgen. Besonders zu berücksichtigen ist dabei aber eine Vorschädigung, welche fallweise nur bei genauester Untersuchung festgestellt werden kann.

Eine rheumatische Erkrankung stellt offensichtlich eine gravierende Vorschädigung dar. Wollen wir den Rheumatiker als Sportler beurteilen, so werden wir besonders auf die Vermeidung nicht adäquater Belastungen zu achten haben. Wie wir aus den früheren Kapiteln erfahren haben, ist Rheumatiker nicht gleich Rheumatiker. Wenn Sie z. B. an einer chronischen Polyarthritis leiden, so werden Ihre sportlichen Ambitionen natürlich anders zu beurteilen sein als die eines Patienten mit einer oder mehreren Gichtattakken in seiner Krankengeschichte. Andererseits ist nicht nur die Art der Erkrankung für eine Stellungnahme ausschlaggebend, sondern auch das Alter des Patienten, der Trainingszustand und vor allem auch das jeweilige Krankheitsstadium.

Es wird sich kaum das Problem stellen, daß ein Patient mit einer chronischen Polyarthritis eine neue Sportart erlernen will. Er wird allenfalls an einer von ihm seit Jahren ausgeübten sportlichen Betätigung festhalten wollen. Leider gibt es nur sehr wenige Sportarten, die ein Polyarthritiker ausüben kann und darf. Dazu gehört vor allem das Schwimmen, mit Einschränkungen auch das Radfahren. Sind ausnahmsweise die unteren Gliedmaßen einmal nicht oder noch nicht befallen, so kann auch das Laufen in dosierter Form mit gutem Laufschuhwerk erlaubt werden.

Prinzipiell sollten Sie als »Rheumatiker«, wenn Sie sportlich aktiv bleiben oder werden wollen, drei Grundregeln beachten, je nach Art Ihrer rheumatischen Erkrankung mit verschiedener Relevanz:

1. Als Rheumakranker sind Sie für den Leistungssport nicht geeignet. Ausnahmen bei Fehlhaltung der Wirbelsäule sollten diese Regel nur bestätigen. Lassen Sie sich weder durch Ihren persönlichen Ehrgeiz noch durch äußeren Zwang (Verein, Trainer) zu persönlichen Bestleistungen anspornen, die unter Umständen für Sie Bedingungen wie im Höchstleistungssport schaffen können.

2. Haben Sie bereits eine Sportart vor Ausbruch Ihrer rheumatischen Erkrankung erlernt, so ist diese einer neu zu erlernenden vorzuziehen, solange nicht eine Kontraindikation (Gegenanzeige) zur bestehenden Rheumaerkrankung vorliegt.
3. Auf jeden Fall sollten Sie vor einer Sportausübung dieses Thema mit Ihrem Arzt besprechen, denn das Für und Wider hängt nicht nur von der Art Ihrer Erkrankung, sondern auch von Ihrem Übungsgrad und Trainingszustand ab. Auch ist die ins Auge gefaßte Sportart in die Entscheidung mit einzubringen. Was dem einen nützt, kann dem anderen schaden. Die Fragen werden also lauten müssen: »Was darf ich? Was kann ich? Was soll ich?« Die Beantwortung ist auch für den Fachmann nicht immer leicht, und es werden immer wieder divergierende Meinungen festzustellen sein. Zu viele Einzelfaktoren spielen eine Rolle, um verbindliche Aussagen für jede Krankheit machen zu können. Durch die mehr oder weniger ständig bestehenden Schmerzen am Bewegungs- und Stützapparat ist der Rheumakranke im Gegensatz zum Unfallgeschädigten oder Behinderten durch angeborene Schäden nicht in der Lage, Sport im Sinne des Behindertensports wettkampfmäßig zu betreiben. Im Behindertensport werden die jeweiligen Sportarten an die Behinderungsart angepaßt, und es werden eigene Wettkampfregeln ausgearbeitet. Aber ein durch Unfallfolgen querschnittgelähmter oder beinamputierter Sportler kann im übrigen vollkommen gesund und leistungsfähig sein. Die im Anschluß an Olympische Spiele immer stattfindenden Parolympics geben ein beeindruckendes Beispiel dafür. Einen Rheumatiker werden wir kaum in der Teilnehmerliste dieser weltweiten Veranstaltung finden, da er nicht »nur behindert«, sondern vor allem auch krank und leidend ist und daher seine Leistungsfähigkeit permanent

mehr oder weniger stark reduziert ist. Wenn wir in der Folge verschiedene Sportarten auf ihre Tauglichkeit für den Rheumatiker überprüfen wollen, so kann dabei nicht jedes einzelne rheumatische Krankheitsbild berücksichtigt werden, sondern die Beurteilung nur für einigen Gruppen erfolgen: die chronische Polyarthritis (cP) in Vertretung für alle entzündlichen Gelenkerkrankungen mit polyartikulären (mehrgelenkigem) Befall, der Morbus Bechterew (MB) in Vertretung für alle entzündlichen Wirbelsäulen- bzw. Stammskelettentzündungen ohne peripheren Gelenkbefall, die Kollagenosen (Bindegewebserkrankungen auf autoimmunologischer Basis), die Spondylose in Vertretung der degenerativen Wirbelsäulenerkrankungen und das Fibromyalgiesyndrom, stellvertretend für die weichteilrheumatischen Erkrankungen. Die Beurteilung der Tauglichkeit der einzelnen Sportarten für die jeweiligen rheumatischen Krankheitsbilder ist auf den Vergnügungssport bezogen. Bei den möglichen Schädigungen sind nur die Gefahren für den Bewegungs- und Stützapparat angeführt.

Wassersport

• *Schwimmen:*

Mögliche Schädigungen: Meniskusläsionen beim Brustschwimmen. Wirbelsäulenbeschwerden beim Delphinstil, die bis zur Spondylolyse führen können. Halswirbelsäulenbeschwerden beim Brustschwimmen mit Kopf über Wasser. Feuchtkalte Temperaturen.

cP: Bis zum Krankheitsstadium II möglich, Wassertemperatur sollte über 24 °C betragen, günstigerweise über 26 °C. Bei Befall der Halswirbelsäule kein Brustschwimmen (eventuell mit Schnorchel und Taucherbrille und Kopf unter Wasser).

MB: Günstige Sportart.

Kollagenosen: Keine Gegenanzeige, wenn keine offenen Hautstellen. Bei fortgeschrittener Lungenbeteiligung oder Herzbefall nur in Ufernähe und mit Begleitperson. Direkte Sonnenexposition vermeiden.
Spondylose: Keine Gegenanzeige.
Fibromyalgie: Keine Gegenanzeige.

• *Kunst- und Turmspringen:*
Mögliche Schädigungen: Stauchung der Wirbelsäule.
cP: Gegenanzeige.
MB: Gegenanzeige.
Kollagenosen: Gegenanzeige.
Spondylose: Gegenanzeige.
Fibromyalgie: Relative Gegenanzeige (bei zusätzlichem Cervicalsyndrom).

• *Tauchsport:*
Diese Sportart sollte nur von gesunden Menschen betrieben werden!
Mögliche Schädigungen: Dekompressionssyndrom (Chaisson-Krankheit), Stauchung der Halswirbelsäule, Auslösung eines Krankheitsschubs durch Nässe und Kälte.
cP: Gegenanzeige.
MB: Gegenanzeige.
Kollagenosen: Gegenanzeige.
Spondylose: Möglich.
Fibromyalgie: Möglich.

• *Rudern, Segeln:*
Mögliche Schädigung: Rundrückenbildung, Spondylolysen, Hyperinsolation.
cP: Gegenanzeige.
MB: Gegenanzeige.
Kollagenosen: Gegenanzeige.
Spondylose: Relative Gegenanzeige, je nach Stadium.
Fibromyalgie: Möglich.

• *Radfahren:*

Mögliche Schädigungen: Rundrücken (Radfahrerbuckel), Muskelverkürzungen (an den Beugern der unteren Gliedmaßen), Sehnenerkrankungen.

cP: Maximal bis Krankheitsstadium I mit entsprechend adaptierter Maschine (Gesundheitslenker).

MB: Möglich, solange eine horizontale Blickrichtung möglich ist; limitierend ist der Grad der Wirbelsäulenkrümmung.

Kollagenosen: Bedingt möglich, je nach Krankheitsaktivität und Grad des Organ- und Gelenkbefalls.

Spondylose: Möglich, mit Gesundheitslenker.

Fibromyalgie: Möglich.

• *Golf:*

Mögliche Schädigungen: Golfschulter, Golferellenbogen, Wirbelsäulenbelastung.

cP: Gegenanzeige.

MB: Gegenanzeige.

Kollagenosen: Bedingt möglich, ohne Organbefall, je nach Gelenksituation.

Spondylose: Bei geringer Ausprägung und konsequenter Wirbelsäulengymnastik möglich.

Fibromyalgie: Möglich.

• *Reiten:*

Mögliche Schädigungen: Wirbelsäulenschädigung bei nicht exakter Haltung (Abb. 6), Schleimbeutelentzündungen an den Kniegelenken, O-Bein-Bildung (Berufsreiter).

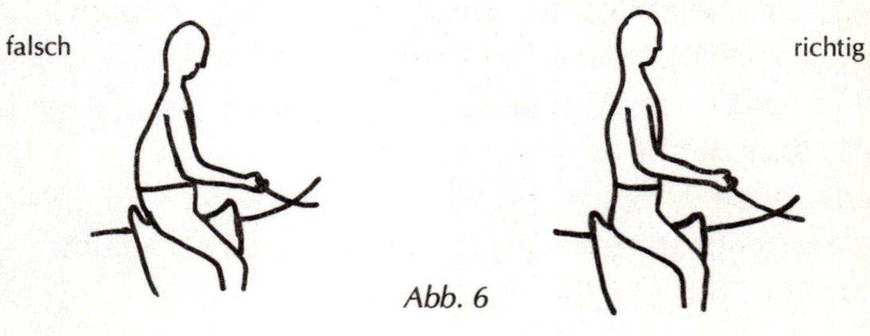

Abb. 6

cP: Bis Stadium I, wenn bereits Übung vorhanden ist und die unteren Gliedmaßen nicht betroffen sind.
MB: Gegenanzeige.
Kollagenosen: Möglich bei unkompliziertem Verlauf ohne Gelenkmanifestationen.
Spondylose: Möglich bei mäßiger Ausprägung oder guter Technik.
Fibromyalgie: Möglich.

- *Tennis:*

Mögliche Schädigungen: Tennisellenbogen, Schulterbeschwerden (Sehnenansätze), Verstärkung von Vorschäden an der Wirbelsäule und den Gelenken der unteren Gliedmaßen.
cP: Gegenanzeige.
MB: Relative Gegenanzeige, im Stadium I mit geringer Kreuzdarmbeingelenkveränderung und ohne Gliedmaßengelenkbeteiligung möglich.
Kollagenosen: In unkomplizierten Frühfällen möglich.
Spondylose: Möglich bis mittelgradiger Symptommanifestation.
Fibromyalgie: Möglich.

- *Tischtennis:*

Mögliche Schädigungen: Sehnenkrankheiten an der Oberarmmuskulatur (bei Wettkampfsportlern).
cP: Möglich bis Stadium I ohne forcierte Schlagkraft.
MB: Möglich bei fehlender Gelenkbeteiligung bis Stadium III, je nach Wirbelsäulenkrümmung.
Kollagenosen: Möglich in Form leichter Ballwechsel bei unkompliziertem Verlauf und ohne gravierende Gelenksymptome.
Spondylose: Möglich.
Fibromyalgie: Möglich.

Wintersport

• *Skifahren:*

Mögliche Schädigungen: Zerrungen, Verstauchungen, Meniskusverletzungen, Sehnenbeschwerden am Kniegelenk.

cP: Gegenanzeige.

MB: Möglich im Stadium I, später Verletzungsgefahr bei Stürzen zu groß.

Kollagenosen: Gegenanzeige (Sonnenexposition, Kälteexposition).

Spondylose: Möglich; keine Wedeltechnik.

Fibromyalgie: Möglich.

• *Langlaufen:*

Mögliche Schädigung: Großzehengrundgelenkarthrose.

cP: Gegenanzeige.

MB: Möglich bis Stadium II ohne Gelenkbeteiligung.

Kollagenosen: Gegenanzeige (Sonnenexposition, Kälteexposition).

Spondylose: Möglich.

Fibromyalgie: Möglich.

• *Eislaufen:*

Mögliche Schädigungen: Schleimbeutelentzündungen an der Ferse. Wirbelsäulenbeschwerden.

cP: Gegenanzeige.

MB: Möglich bis Stadium II.

Kollagenosen: Möglich bei unkompliziertem Verlauf ohne Gelenkerscheinungen.

Spondylose: Möglich, Einhaltung von Pausen, Wirbelsäulengymnastik.

Fibromyalgie: Möglich.

• *Bergsteigen (Wandern):*

Mögliche Schädigungen: Achillessehnenbeschwerden.

cP: Wandern möglich bis Stadium II, je nach Ausprägung des Befalls der unteren Gliedmaßen.

MB: Möglich bis Stadium IV.
Kollagenosen: Wandern in nicht zu großen Höhen (Schnee, Gletscher) bei entsprechendem Sonnenschutz bei fehlender Organbeteiligung möglich.
Spondylose: Möglich.
Fibromyalgie: Möglich.

Leichtathletik:

- *Laufen:*

Mögliche Schädigungen: Schleimbeutelentzündungen, Sehnenkrankheiten.
cP: Gegenanzeige.
MB: Bis Stadium II möglich .
Kollagenosen: Bei unkompliziertem Verlauf im Anfangsstadium möglich.
Spondylose: Möglich.
Fibromyalgie: Möglich.
Andere Disziplinen der Leichathletik sind für Rheumatiker leider nicht geeignet (große Verletzungsgefahr bei Sprung- und Wurfdisziplinen durch plötzliche Energieeinwirkung auf Muskeln, Sehnen und Gelenkknorpel).

- *Fußball, Handball, Basketball:*

Mögliche Schädigungen: Verletzungen durch Körperkontakt mit dem Gegner in hochdynamischen Situationen.
Gegenanzeige bei cP, MB, Kollagenosen u. Spondylosen, möglich bei Fibromyalgie.

- *Volleyball:*

Mögliche Schädigungen: Schulterverletzung, Knieverletzungen, Verletzung der Handgelenke.
cP: Gegenanzeige.
MB: Empfehlenswert in allen Stadien, wenn keine periphere Gelenkbeteiligung vorliegt.

Kollagenosen: Möglich bei unkompliziertem Verlauf im Anfangsstadium und ohne Organbeteiligung.
Spondylose: Möglich, solange keine schweren Bandscheibenschäden vorliegen.
Fibromyalgie: Möglich.
Kampfsportarten (Boxen, Karate, Judo) sind für Rheumapatienten verboten (durch Körperkontakt mit dem Gegner große Verletzungsgefahr, beim Boxen sogar beabsichtigt), ebenso das Gewichtheben (extreme Belastung des Achsenskeletts und des Gelenkknorpels der Gliedmaßengelenke).
Wenn Sie an einer Rheumaerkrankung leiden, so werden Sie merken, daß Ihre Bewegungsfähigkeit herabgesetzt ist und dadurch eine allgemeine Bewegungsunsicherheit eingetreten ist. Durch plötzlich auftretende Schmerzen besteht die Gefahr einer atypischen Reaktion, wodurch die Unfallgefahr bei Sportausübung beträchtlich erhöht wird.
Trotzdem müssen Sie auch als Rheumatiker nicht auf eine Sportausübung verzichten, jedoch sollten Sie mit Ihrem Arzt diejenige Sportart auswählen, welche bei Ihrer Erkrankung das geringste Risiko mit einem eventuell sogar therapeutisch positiven Effekt verbindet. Dabei soll selbstverständlich auch auf Ihre persönlichen Neigungen möglichst Rücksicht genommen werden; in unserer freizeitintensiven Gesellschaft sind die sportlichen Möglichkeiten äußerst vielfältig und die Ausweichmöglichkeit von einer Sportart zur anderen groß.

X Rheuma und Arbeitsplatz

Zum Glück führen nur wenige rheumatische Erkrankungen unmittelbar zur Invalidisierung. Trotzdem kommt der Umsorgung und Integration des an Rheuma erkrankten Menschen eine große Bedeutung zu, sowohl für den Rheumatiker, der durch eine frühe Pensionierung oft sein Selbstwertgefühl verliert, als auch für die Volkswirtschaft. Denn so hart es klingen mag: 3% der Bevölkerung leiden an einer entzündlichen rheumatischen Erkrankung, ab dem fünfzigsten Lebensjahr kommt es bei ca. 40% der Bevölkerung zu mehr oder weniger ausgeprägten Beschwerden durch Aufbrauchsleiden am Bewegungs- und Stützapparat. Die Freude am Leben und auch die Arbeitskraft des Rheumatikers möglichst lange zu erhalten, stellt daher neben der dem Rheumakranken gegenüber bestehenden medizinischen Verantwortung auch eine hohe sozialmedizinische Verpflichtung dar.

Der schicksalhaft betroffene Rheumakranke soll auf der einen Seite möglichst lange im Arbeitsprozeß eingegliedert bleiben, was durch ergonomische Arbeitsplatzgestaltung erreicht werden kann. Er kann aber durch die von ihm verrichtete Arbeit auch zu Schaden kommen, so daß wir den Rheumakranken am Arbeitsplatz aus zwei Blickwinkeln zu betrachten haben.

1 Beschäftigungsbedingte rheumatische Leiden

Mit dieser Problematik beschäftigt sich das Fachgebiet der Arbeitsmedizin. Das Ziel der Arbeitsmedizin ist es, das körperliche, geistige und soziale Wohlbefinden des Berufstätigen zu erhalten und zu fördern. Der Arbeitsmediziner wird also gesundheitsschädliche Arbeitsbedingungen möglichst früh zu erkennen und aufzuzeigen haben. Er wird aber auch konstruktive Vorschläge zur Verbesserung der Situation erarbeiten. Nicht immer aber wird ein Leiden, das nach subjektivem Empfinden zu einer Gesundheitsschädigung geführt hat, auch als sogenannte Berufskrankheit anerkannt. Jeder sozial fortschrittliche Staat hat gesetzlich festgelegt, welche Leiden als Berufskrankheiten gelten, mit genau definierten Bedingungen für die Anerkennung als solche. Im Gegensatz zu unserem subjektiven Empfinden sind in dieser Liste relativ wenige Erkrankungen des rheumatischen Formenkreises enthalten:

Berufskrankheiten mit Bezug zu Rheuma

- Chronische Erkrankungen der Schleimbeutel der Knie- oder Ellbogengelenke durch ständigen Druck oder ständige Erschütterung
- Drucklähmung von Nerven
- Abriß von Wirbeldornfortsätzen
- Meniskusschäden bei Bergleuten mit regelmäßiger Tätigkeit unter Tag und bei anderen Personen mit die Kniegelenke in gleicher Weise in Anspruch nehmender Tätigkeit
- Erkrankungen durch Arbeit in Druckluft
- Erkrankungen durch Erschütterung bei der Arbeit mit Preßluft und gleichartig wirkenden Werkzeugen und Maschinen
- Staublungenerkrankungen

Eine der Ursachen dafür liegt sicher auch im sehr zahlreichen Vorkommen der Abnützungserkrankungen des Skelettsystems in der Durchschnittsbevölkerung. Es ist dadurch schwierig, den ursächlichen Zusammenhang zwischen einer beruflichen Tätigkeit und der verstärkten Abnützung von Gelenken oder der Wirbelsäule nachzuweisen. Eine entzündliche rheumatische Erkrankung scheint unter den Berufskrankheiten überhaupt nicht auf, sieht man vom Caplan-Syndrom, benannt nach dem englischen Arzt Anthony Caplan, der es 1953 erstmals beschrieb, ab. Es handelt sich dabei um eine Gelenkentzündung in Kombination mit einer Quarzstaublunge (Silikose). Berufsgruppen, die vermehrt Steinstaub ausgesetzt sind, werden naturgemäß mehr gefährdet sein (Sandstrahler, Porzelliner, Mineure, Bergarbeiter, Schamottearbeiter, Gußputzer u. a.). Und selbst diese Krankheit ist lediglich über die dabei auftretende Lungenveränderung als Berufskrankheit anerkannt.
Obwohl die typischen entschädigungspflichtigen beruflichen Gelenkerkrankungen zahlenmäßig kaum eine Rolle spielen, sind die Arbeitsausfälle infolge rheumatischer Erkrankungen sehr hoch. Diese Krankheitsgruppe erreicht nach den Herz- und Kreislauferkrankungen die höchste Frühinvaliditätsrate. Auch wenn man berücksichtigt, daß viele Abnützungsleiden des Skelettsystems durch andere Ursachen als die berufliche Tätigkeit hervorgerufen werden, sollte eine so hohe Frühinvaliditätsrate doch einen Denkprozeß auslösen und das Augenmerk auf eine ergonomisch günstige Gestaltung des Arbeitsplatzes lenken, nicht nur für den bereits an Rheuma erkrankten, sondern bereits auch für den noch gesunden Arbeitnehmer. Streitigkeiten bei der Anerkennung als Berufserkrankung von Abnützungserscheinungen des Skelettsystems beruhen auf der Tatsache, daß ebendiese Abnützungen häufig auch

durch Übergewicht, Freizeitsport und erbliche Vorbelastung entstehen können. Selbst der rheumatologisch geschulte Begutachter hat mit der Zuordnung oft Probleme. Von den ca. 40 gesetzlich anerkannten Berufskrankheiten kommen maximal fünf bis sieben auf den rheumatischen Formenkreis. Die durch Erschütterung bei Arbeit mit Preßluftwerkzeugen hervorgerufenen Erkrankungen werden natürlich von verschiedenen zusätzlichen Faktoren abhängen; so z. B. von der Muskelkraft und Ermüdbarkeit des Arbeiters, aber auch von der Art der Maschine, der Höhe ihres Betriebsdrucks und der Schwingungsfrequenz. Mit zunehmender Ermüdung wird die Muskelkraft reduziert und damit die maschinelle Stoßeinwirkung weniger gebremst die Gelenkstrukturen beeinflussen, was in der Folge zur Knorpelschädigung führen kann. Dabei sind einige Gelenke häufiger betroffen, wie z. B. die Ellbogengelenke, die Schulter- und die Handgelenke. Durch lokale Minderdurchblutungen kann es zur Schädigung des Mondbeins (Handwurzelknochen) mit nachfolgendem Absterben dieses Knochens kommen. Zur in dieser Hinsicht gefährdeten Berufsgruppe zählen z. B. die Waldarbeiter, die mit den Motorkreissägen unter starken Temperaturschwankungen arbeiten müssen.
Chronische Erkrankungen der Schleimbeutel der Ellbogen- und Kniegelenke als Berufskrankheit treten vor allem bei Glas- und Steinschleifern, seltener auch bei Uhrmachern auf. Die Schleimbeutel an den Kniegelenken entzünden sich besonders bei Straßenbauarbeitern (Pflasterer), Fliesen- und Parkettlegern und bei Bergleuten. In Deutschland und in der Schweiz werden auch Schleimbeutelentzündungen an anderen Gelenken, z. B. den Schultergelenken, den Berufskrankheiten zugezählt, falls eine entsprechend gefährdende Tätigkeit durchgeführt wurde.

Bei Bergleuten wird zudem der Meniskusschaden am Kniegelenk als Berufskrankheit anerkannt. Es handelt sich dabei um eine Degeneration des Kniegelenkmeniskus, vorwiegend des inneren, durch die ungünstige Zwangshaltung im Stollen.
Als Berufskrankheit gilt auch die sogenannte Schipperkrankheit. Sie ist geprägt durch einen Abrißbruch des Wirbeldornfortsatzes des siebten Hals- oder des ersten Brustwirbels und tritt bei Verrichtungen von Erdarbeiten (schaufeln, schippen) auf, besonders bei Untrainierten, oder auch bei Bewältigung von großen Lasten. Dabei handelt es sich um einen typischen Ermüdungsbruch nach längerer Belastung, wobei der letzte Anlaß zum Abrißbruch oft nur eines geringen Einflusses bedarf.
Knochen- und Gelenkveränderungen werden auch bei Arbeiten unter Druckluft bzw. bei zu schneller Dekompression beobachtet (Caisson-Krankheit; benannt nach dem Caisson, einem Stahl- oder Betonkasten nach dem Prinzip der Taucherglocke, in dem Arbeiten unter Wasser, also unter hohem Druck möglich sind). Bei Arbeiten unter Überdruck muß je nach der Höhe des Überdrucks und der Dauer der Überdruckexposition der Sauerstoffgehalt der Atemluft vermindert werden. Unter den erhöhten Druckverhältnissen löst sich auch vermehrt Stickstoff in den Körperflüssigkeiten und Geweben. Bei zu schneller Drucksenkung (Dekompression) wird der Stickstoff in Form kleinster Bläschen frei und kann so zu Gasembolien führen. Da Stickstoff von fettreichen Strukturen besonders gut aufgenommen wird, sind fettreiche Organe wie z. B. Gehirn, Rückenmark und Knochenmark besonders gefährdet.
Klinisch äußert sich die Dekompressionskrankheit zuerst in Gelenk- und Muskelschmerzen. Andere Symptome sind Hautjucken (»Taucherflöhe«), Hustenreiz und Schwindel.

Durch Luftembolien im Knochen kommt es zum Absterben desselben, was zu starken Schmerzen führt. Sind gelenknahe Knochenanteile betroffen, so treten auch Gelenkveränderungen auf.
Neben diesen gesetzlich anerkannten Berufserkrankungen gibt es eine Vielzahl von beruflichen Belastungen, die ebenfalls zu rheumatischen, vorwiegend degenerativen Erkrankungen führen können, ohne daß ihnen der Status einer Berufserkrankung zuerkannt wird. So werden Abnützungserkrankungen der Gelenke oder der Wirbelsäule bei Arbeiten mit schweren Lasten (z. B. Möbelpacker) nicht als Berufserkrankung anerkannt. Auch die oft sehr ungünstige Auswirkung der Gesamterschütterung des Körpers bei Traktorfahrern, aber auch Exposition in Wetterunbilden genügen nicht für eine Berufserkrankung. Ebenso wie der Einfluß von massiver Kälte oder Nässe, wie sie Arbeiter der Fischereien und in Kühlanlagen ausgesetzt sind, zwar Gelenkbeschwerden hervorrufen können, jedoch ohne Anerkennung der beruflichen Verursachung.
Dringlichstes Anliegen muß also die Vermeidung des Schadenseintritts sein, durch entsprechende Arbeitsplatzgestaltung, durch Schutzmaßnahmen, Einsetzen von Hilfsgeräten und witterungsadäquater Kleidung.

2 Der Arbeitsplatz des Rheumakranken

Ist schon beim gesunden Berufstätigen der Arbeitsplatz ergonomisch möglichst günstig zu gestalten, muß dies beim Arbeitsplatz des Rheumatikers ganz besonders beachtet werden.
Als Rheumatiker sollten Sie unter schlechten Witterungsbedingungen nicht arbeiten. Sie sollten auch keinen extre-

men Temperaturschwankungen ausgesetzt sein. Nässe und Kälte sind erfahrungsgemäß schon für Gesunde ungünstig und sollten von Ihnen daher besonders gemieden werden. Das gleiche gilt für Zugluft. Aber das sind Binsenweisheiten, die allgemein bekannt sind und daher keiner näheren Erklärung bedürfen.
Weniger bekannt sind die Möglichkeiten zur Gestaltung des beruflichen wie auch des privaten Arbeitsplatzes. Die Belastungen im privaten Bereich (Haushalt, Garten, Einkaufen u. ä.) können die erkrankten Gelenke oft über Gebühr belasten. Achten Sie immer auf ein wirbelsäulen- und gelenkschonendes Verhalten bei Ihren Arbeiten im Haushalt? Auch bei der Handhabung ganz trivialer Schreibwerkzeuge oder Haushaltsgeräte können Sie Ihrer Wirbelsäule und Ihren erkrankten Gelenken bei richtigem Verhalten unnötige und schädliche Belastungen ersparen. Ebenso dürfen wir nicht vergessen, daß auch der Haushalt nicht nur eine Berufsbezeichnung darstellt, sondern tatsächlich ein Berufsfeld ist. Noch dazu eines der schwersten. Nicht selten aber kommt es speziell bei Frauen vor, daß sie ihren Beruf bei Vorliegen einer rheumatischen Erkrankung aufgeben müssen, dann aber weiter im Haushalt die oft wesentlich anstrengenderen Arbeiten machen. Auch wenn man davon ausgeht, daß wenigstens die Doppelbelastung fortfällt, ist eine solche »Lösung« trotzdem nicht optimal. Denn gerade am »Arbeitsplatz Haushalt« werden gelenk- und wirbelsäulenprophylaktische Maßnahmen am sträflichsten vernachlässigt. Die in den Abbildungen 7 bis 13 gezeigten Verhaltensmaßnahmen sind für jedermann zu berücksichtigen, ob gesund oder rheumakrank. Dabei wird natürlich von Fall zu Fall das Verhalten anzupassen sein, denn wenn Sie an einer schweren Kniegelenkerkrankung leiden, wird Ihnen z. B. das Niederknien statt des Krümmens des Rückens zur

Entlastung der Wirbelsäule (siehe Abb. 7 und Abb. 14) nicht möglich sein. Sie werden daher einen »ergonomischen Kompromiß« schließen müssen. Ein solcher muß mit einem Ergotherapeuten erarbeitet werden.

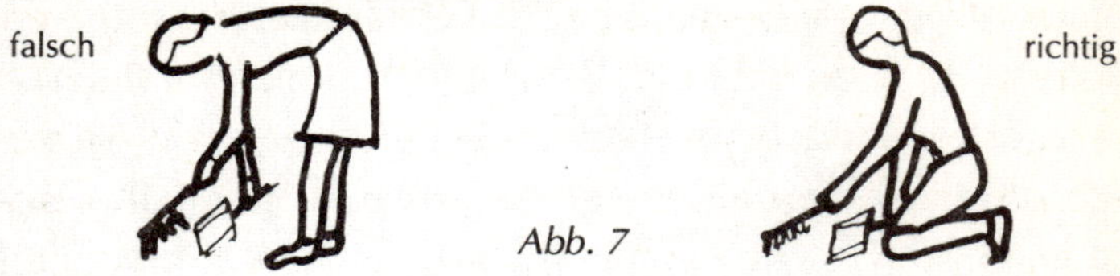

Abb. 7

Am Arbeitsplatz Haushalt sind die Einsatzmöglichkeiten von ergonomischen Hilfsmitteln besonders groß, hier geht es ja nicht mehr allein um die Arbeitskrafterhaltung, sondern bereits um existenzerhaltende Maßnahmen. Die Palette reicht von speziellen Messergriffen über funktionsgerechtere Scheren bis hin zum Hilfsmittel für die Bedienung des Wasserhahns.

Oft bedarf es nur der Beachtung ganz einfacher Kriterien, um einen gelenk- und wirbelsäulengerechten Arbeitsplatz zu gestalten. Dies trifft vor allem auf die Arbeit am Schreibtisch zu. Hier kommt der richtigen Sitzhöhe ebenso große Bedeutung zu wie der Höhe der Arbeitsfläche (Abb. 9). Ein optimaler Arbeitssessel erfüllt folgende Kriterien: die Standfläche ist ausreichend groß und stabil (fünfstrahlig), um die Kippgefahr zu minimieren. Ist der Sessel mit Rollen versehen, müssen diese arretierbar sein. Die Sitzfläche soll

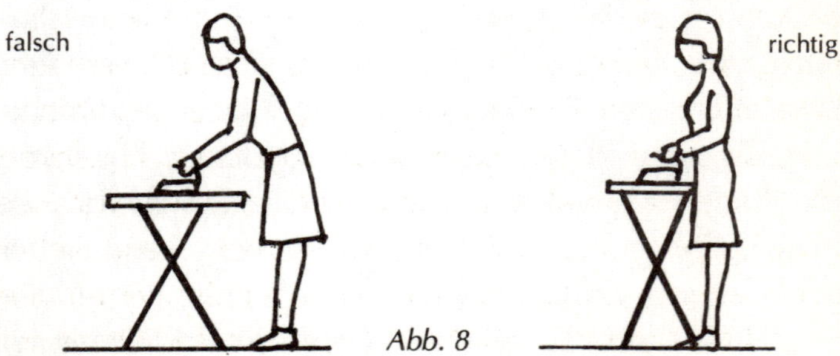

Abb. 8

sowohl in der Höhe wie auch im Neigungswinkel (von hinten nach vorne) variabel sein, ebenso die Rückenlehne, welche auch leicht federnd nachgeben muß. Bei optimaler Sitzposition schließen die Oberschenkel mit den Unterschenkeln einen Winkel von 90 Grad ein, ebenso ist die Hüfte in 90 Grad gebeugt. Bei Behinderungen infolge von Knie- oder Hüftgelenkversteifungen verschafft ein Arthrosenstuhl Erleichterung. Bei einem solchen Stuhl kann eine Hälfte der Sitzfläche nach vorne abgesenkt werden.
Die richtige Höhe der Arbeitsfläche eines Schreibtisches liegt vor, wenn die Unterarme gegen die Oberarme um ca. 90 Grad gebeugt sind (siehe Abb. 9). Das gilt auch für Schreibmaschinen- oder Computerarbeitsplätze (Abb. 10).

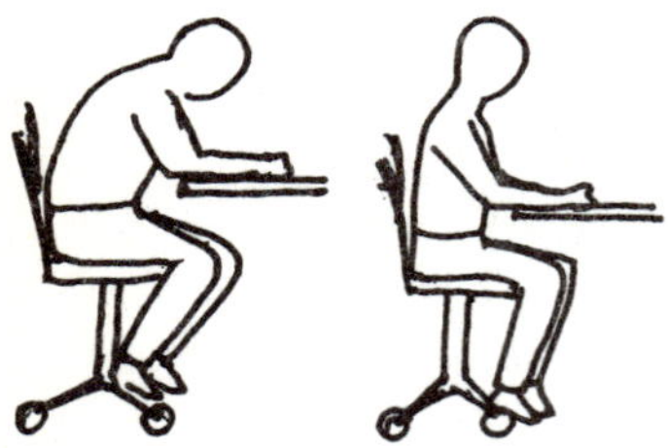

falsch richtig

Abb. 9

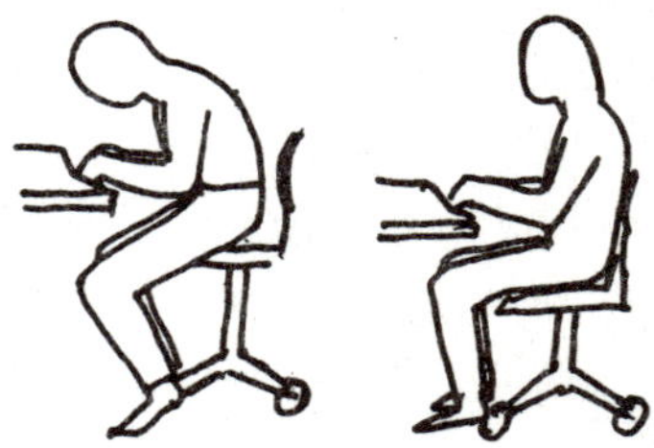

falsch richtig

Abb. 10

Hier sollte zusätzlich darauf geachtet werden, daß die Schreibvorlage bzw. der Bildschirm möglichst frontal angeordnet sind, damit ein zu starkes Verdrehen der Halswirbelsäule vermieden wird.
Spricht man über moderne Büroarbeitsplätze, ist das Thema »Klimaanlage« ein Reizthema. Prinzipiell ist ein natürliches Raumklima dem eines künstlichen vorzuziehen. Klimaanlagen führen notgedrungen über den Luftaustausch zu ständiger Luftzirkulation, sprich Zugluft, was bei empfindlichen Menschen sehr unangenehme Empfindungen hervorrufen kann. Sind Klimaanlagen schlecht gewartet, so überwiegen

oft die unangenehmen Erscheinungen (trockene Schleimhäute in Nase, Mund, Rachen und an den Augen, Kopfschmerzen, Nackenschmerzen), was bis zu einem erhöhten Infektionsrisiko für die Atemwege führen kann (beim ersten Auftreten der Legionärserkrankung wurde der Keim über die Klimaanlage verbreitet). In Arbeitsräumen mit wärmeentwickelnden Maschinen, in Labors und an Produktionsstätten, die eine konstante Raumtemperatur erfordern, steht die Notwendigkeit einer Klimaanlage außer Frage. Hier sollten Sie prophylaktisch adäquate Kleidung tragen und den Arbeitsplatz, wenn möglich, entsprechend der geringsten Belastung durch die Klimaanlage positionieren.
Analog der empfohlenen Arbeitshöhe bei sitzender Tätigkeit gibt es auch eine solche Empfehlung für Arbeiten im Stehen (vgl. Abb. 11). Im Prinzip gilt auch hier, daß die

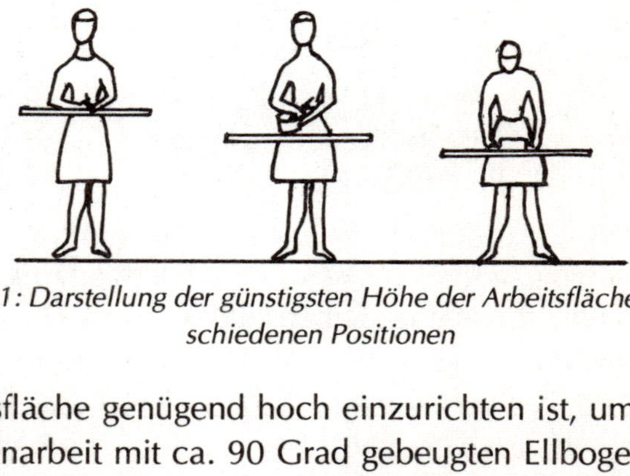

Abb. 11: Darstellung der günstigsten Höhe der Arbeitsfläche in verschiedenen Positionen

Arbeitsfläche genügend hoch einzurichten ist, um darauf bei Feinarbeit mit ca. 90 Grad gebeugten Ellbogengelenken manipulieren zu können. Für leichte Arbeit soll das Ellbogengelenk leicht und für schwere Arbeiten fast oder ganz gestreckt sein, um auch einen Teil des Körpergewichtes einsetzen zu können.
Wenn wir über Sitzpositionen sprechen, darf der Kraftfahrzeugsitz nicht fehlen. Ihm kommt bezüglich der Wirbelsäulenprophylaxe eine besondere Bedeutung zu, da, je

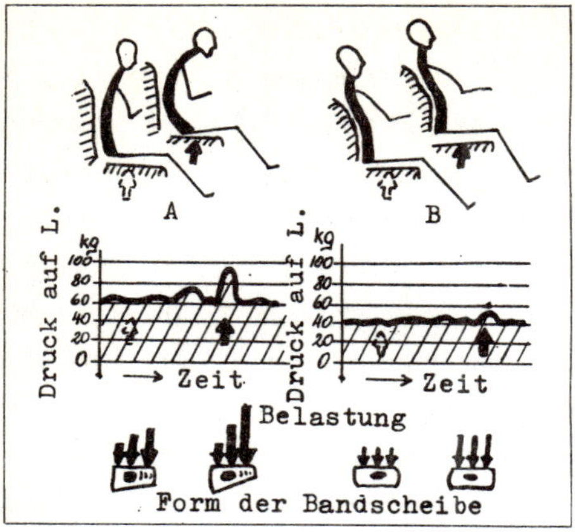

Abb. 12: Die Belastung der Lendenwirbelsäule und ihrer Bandscheiben durch leichte Stöße bei falscher (A) und bei richtiger (B) Sitzhaltung in Fahrzeugen (nach Münchinger)

nach Straßenzustand und Komfort des Fahrzeuges, beträchtliche Stoßwellen auf die Wirbelsäule einwirken. Eine Sitzposition mit einem Neigungswinkel der Rückenlehne von ca. 30 Grad nach hinten ist anzustreben (vgl. Abb. 12). Bei einer solchen Sitzhaltung wirken eventuelle Stöße über die gesamte Bandscheibe verteilt, so daß die Gefahr der punktförmigen Spitzenbelastung mit nachfolgender Bandscheibenschädigung gemindert wird.

Verstellbare Lendenpolsterung und Schalensitze bringen einen weiteren Schutz vor ungünstigen Einwirkungen. Der Berufschauffeur eines modernen LKW kann meist schon auf einem wirbelsäulengerechten Kraftfahrzeugsitz Platz nehmen, viele private Autofahrer sind da oft bei weitem schlechter dran. Sie denken beim Kauf eines PKWs kaum daran, den Sitzplatz, auf dem sie fallweise über mehrere Stunden über mehr oder weniger gute Straßen fahren, auf seinen Komfort zu überprüfen. Aber gerade als Rheumatiker sollten sie das unbedingt tun. Ein moderner PKW kann heute schon sehr behindertengerecht ausgestattet sein (Servolenkung, automatisches Getriebe, elektrische Fensterheber, Funksperre) und wird damit auch für einen an fortge-

schrittener Polyarthritis Erkrankten lenkbar; der PKW kann für einen solchen Patienten oft die einzige Möglichkeit der Mobilität außerhalb des Wohnbereiches sein, wenn man heute noch mitunter recht behindertenfeindliche öffentliche Verkehrsmittel betrachtet. Mit einer durch die Polyarthritis geschädigten Halswirbelsäule sollten Sie sich allerdings nicht mehr ans Steuer eines Kraftfahrzeuges setzen! Zu groß ist die Gefahr einer ernsthaften Rückenmarkschädigung bei auch nur leichten Auffahrunfällen.
Schwerere körperliche Arbeiten können Sie als Rheumapatient nicht mehr durchführen, aber auch bei leichteren Tätigkeiten sind Ihnen oft Grenzen gesetzt. Beim Heben oder Tragen von Lasten können Sie bei Beachtung einiger Grundregeln Ihre Wirbelsäule und Ihre Gelenke schonen. Verteilen Sie die Last möglichst auf beide Seiten (vgl. Abb. 13), bei Befall der Gelenke der oberen Gliedmaßen

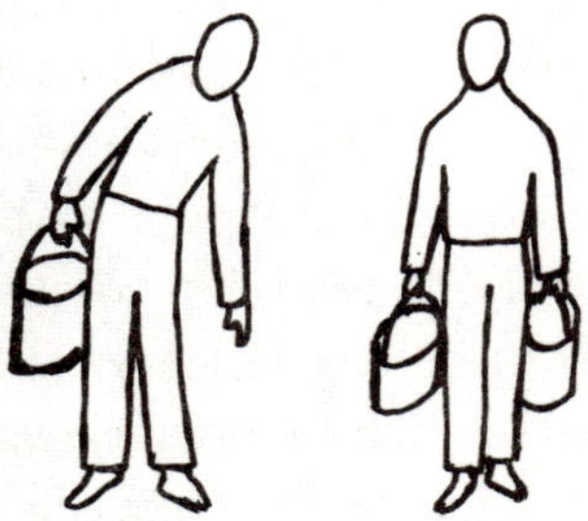

falsch richtig

Abb. 13

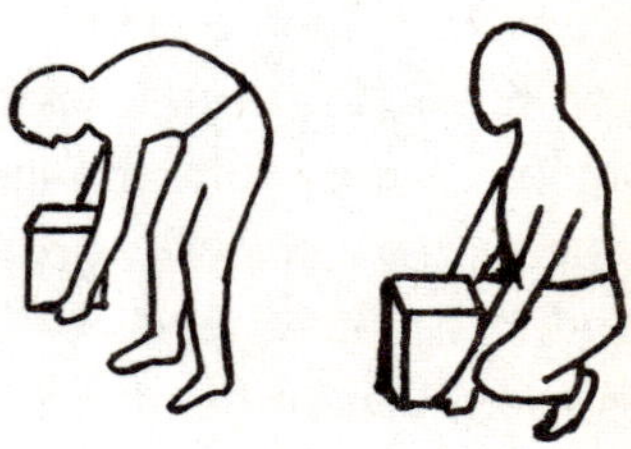

falsch richtig

Abb. 14

sollten Sie eine Umhängetasche verwenden. Heben Sie Lasten zur Schonung der Wirbelsäule möglichst aus den Knien (vgl. Abb. 14), sofern Ihre Kniegelenke nicht mehr geschädigt sind als Ihre Wirbelsäule. Überhaupt sollten Sie als Grundregel beachten, daß Sie beim Bewegen von Lasten möglichst den ganzen Körper einsetzen (vgl. Abb. 15).
Auch bei Manipulationen mit Geräten lassen sich durch oft

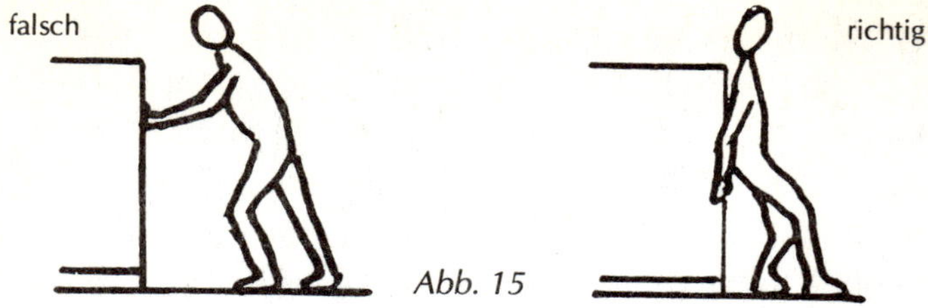

Abb. 15

einfache Tricks gelenkschonende Verbesserungen durchführen. Die Verdickung eines Kugelschreiberschaftes mit einem einfachen Isoliergummiröhrchen soll nur eine Möglichkeit aufzeigen.
Rätseln Sie nicht, warum es im Berufsleben wie auch privat so wenig behindertengerechtes Design gibt, Sie werden keinen vernünftigen Grund dafür finden. Wahrscheinlich liegt es an der Unkenntnis des Problems bei den zuständigen Designern. Auch liegt behindertengerechtes Design nicht im Trend unserer »Wegschaugesellschaft«.
Wir sollten aber die Hoffnung nicht aufgeben, vielleicht doch noch eine Trendumkehr zu erleben. Bis es soweit ist, sollten wir uns nicht abhalten lassen, ob krank oder (noch) gesund, den persönlichen Arbeitsplatz sowie den privaten Bereich entsprechend den ergonomischen Richtlinien zu gestalten. Wir sollten nicht vergessen, daß in fortschreitendem Alter die Abnützungserkrankungen der Gelenke und der Wirbelsäule naturgemäß zunehmen und ab dem 50. Lebensjahr praktisch jeder zweite ein degeneratives Skelettleiden hat. Es bedarf also gar keiner schweren entzündlichen Gelenkerkrankung, um eventuell mit 60 Jahren bedauernd zur Kenntnis nehmen zu müssen, daß ein Geländer beim Kellerabgang oder eine Hebelarmatur am Waschbecken und der Dusche doch keine schlechte Investition gewesen wäre und daß die Sitzhöhe der so bequemen Polstermöbelgruppe doch etwas höher hätte ausfallen sollen.

XI Rheumatismus und physikalische Therapie

Physikalische Therapiemaßnahmen stellen einen wesentlichen und meist unersetzlichen Bestandteil in der Behandlung rheumatischer Erkrankungen dar. Sie haben nicht nur unterstützenden Charakter für die Pharmakotherapie, sondern können auch als vorrangige Behandlungsform eingesetzt werden, z. B. bei den Abnützungserscheinungen der Gelenke und der Wirbelsäule.

Der verordnende oder behandelnde Arzt muß über die Wirkungsweise und die möglichen Nebenwirkungen der einzelnen Methoden genau Bescheid wissen, um so Indikationen (Anzeige) und Kontraindikationen (Gegenanzeige) beurteilen zu können.

Die physikalische Therapie wirkt über verschiedene Energieformen auf den Organismus ein. Diese Energieformen können natürlichen Ursprungs sein, wie z. B. die Wärme der Thermalquellen, oder auch apparativ erzeugt werden.

Die physikalische Therapie umfaßt eine reiche Palette an Behandlungsformen:

- Das komplexe Gebiet der Physiotherapie (Bewegungstherapie).
- Verschiedene Formen der Thermo- und Elektrotherapie.
- Die Balneotherapie (Bäder- bzw. Kurortetherapie).

Die durch die Ergotherapie (Arbeitstherapie) wahrzunehmenden Gelenkschutzmaßnahmen wurden in Kapitel X beschrieben.

Bewegungstherapie:

Die Bewegungstherapie bei rheumatischen Erkrankungen hat mehrere Zielsetzungen. Es soll durch die entsprechenden aktiven und/oder passiven Übungsprogramme sowohl die Beweglichkeit erhalten werden wie auch die biomechanische Funktionsfähigkeit der Gelenke. Die Kräftigung der Muskulatur wird angestrebt, ebenso die Erhöhung der Ausdauer und damit der Leistungsfähigkeit. Durch ein wirksames Übungsprogramm kann die bei Gelenkerkrankungen oft nachweisbare verminderte Knochendichte wieder gehoben werden. Zusätzlich steigert die körperliche Aktivität das Wohlbefinden.

Bewegungsübungen können in ihrer Form sehr verschiedenartig sein:

- statisch,
- dynamisch,
- passiv,
- aktiv,

Die Muskelaktion wird als Kontraktion (Zusammenziehung) bezeichnet.

Muskelaktionen können auf verschiedene Arten zu Kraftentwicklungen führen:

- isometrisch (statisch, die Muskellänge verändert sich nicht, es wird nur eine Muskelspannung hervorgerufen),
- isotonisch (dynamisch, die Muskellänge verändert sich, es wird eine Kraft ausgeübt),
- isokinetisch (dynamisch, ein bewegungsbegrenzendes Gerät führt die Gliedmaße durch den Bewegungsbereich).

Der Muskel kann verkürzt oder verlängert werden.

Welche Übungen durchgeführt werden sollen, wird vom angestrebten Ziel abhängig sein. Soll vor allem die Muskelkraft, die Ausdauer oder der Bewegungsradius gesteigert werden? Meist werden wohl alle drei Qualitäten der Verbesserung bedürfen, entweder in gleicher Intensität oder die eine mehr, die andere weniger.

Jeder rheumatischen Erkrankung ihr spezielles Übungsprogramm!

Ganz entscheidend für die Erstellung eines Übungsprogramms ist natürlich die zugrundeliegende rheumatische Erkrankung. Eine entzündliche rheumatische Krankheit wie die chronische Polyarthritis bedarf selbstverständlich anderer Übungen als ein degeneratives Gelenk- oder Wirbelsäulenleiden.

Aber auch andere Faktoren müssen in die Entscheidung für ein Übungsprogramm einfließen. Es müssen Probleme im Bereich des Herz-Kreislauf-Systems erkannt werden. Auch das Skelett-Muskel-System als Ganzes ist zu berücksichtigen, was beim Training eines einzelnen Gelenkes, wie es z. B. nach Operationen notwendig sein kann, oft übersehen wird. Es wird zu unterscheiden sein, ob das Problem im Gelenkbereich selbst, im muskulären Bereich oder vielleicht gar in einem außerhalb des Gelenks liegenden Knochenanteil liegt. Es wird für Ihr Übungsprogramm aber auch wichtig sein, ob Sie die Verbesserung der Beweglichkeit oder der Muskelkraft für die Ausübung Ihres Berufs, für den Freizeitsport oder für die notwendigste Selbsthilfe benötigen.

Alle diese Entscheidungen bedürfen eines Spezialisten mit entsprechender Erfahrung. Er soll Ihre Mobilität und Muskelkraft in regelmäßigen Abständen kontrollieren, um das Übungsprogramm der Entwicklung Ihrer Krankheit und dem jeweiligen Zustand Ihrer Gelenke bzw. Ihrer Wirbelsäule anpassen zu können. Sie sollten schriftliche Anweisungen und Zeichnungen über die Übungen erhalten, vor allem aber sollten Ihnen die Übungen auch gezeigt werden. Die Zusammenarbeit von Arzt, Physio- und Ergotherapeuten bringt beim motivierten Patienten das beste Ergebnis.

Früh übt sich ...

Als Rheumatiker wollen Sie zwar kein »Turnmeister« werden, wichtig ist aber trotzdem, daß Ihre Übungstherapie bereits in einem frühen Krankheitsstadium einsetzt. Akute Schübe und Schmerzhaftigkeit der Gelenke sind keine Kontraindikation gegen eine gezielte Gymnastik, es bedarf dann aber erhöhter Vorsichtsmaßnahmen, und die Übungen werden durch den Physiotherapeuten zu assistieren sein. Mitunter kann lediglich ein passives Durchbewegen der betroffenen Gelenke erfolgen. Bei fiebernden Infekten oder Herzschwäche brauchen Sie auf Ihre Heilgymnastik nicht zu verzichten. Sie müssen die Übungen dann nur mit weniger körperlichem Einsatz durchführen und längere Erholungspausen einlegen.

Aktive Bewegungsübungen

Der Patient führt die Übung durch eigene Muskelkraft aus, wobei er dabei eine Unterstützung durch den Therapeuten erfahren kann oder auch gegen einen Widerstand trainieren muß.

Formen aktiver Bewegungsübungen:

- aktiv,
- passiv unterstützt,
- Kräftigung.

Aktive Übungen:

Der Patient führt die Bewegungen alleine aus. Der Therapeut kann dabei einen »Führungswiderstand« zur Vermeidung von Ausweichbewegungen (abweichen von der exakten Bewegungsebene) ausüben.

Aktive Übungen zu Hause:
Sie sollen zur Erhaltung der erreichten Beweglichkeit und zur Vermeidung von Kontrakturen (fixierte Beugestellung der Gelenke) oder Versteifungen durchgeführt werden.
Die Übungen sind langsam und bis zur Bewegungsgrenze auszuführen. Regelmäßige Kontrollen durch den Therapeuten sind notwendig.
Passiv unterstützte Übungen:
Der Therapeut nimmt das Gewicht der Gliedmaße ab, um dem Patienten die aktive Bewegung zu erleichtern; dies kann auch mit Hilfsmitteln erfolgen (Schlingentisch, zum Einhängen und dadurch Entlasten der zu beübenden Gliedmaße).
Kräftigung:
Sie kann durch aktive Übungen gegen die Schwerkraft, durch Übungen gegen Widerstand, z. B. des Therapeuten oder von Gummibändern (nicht gegen Gewichte), und durch isometrische Übungen (Muskelanspannung ohne Gelenkbewegung – schonend für Gelenke, aber nicht so effektiv für den Muskel) erreicht werden.
Vorsicht: Bei rheumatischen Erkrankungen keine Übungen unter Belastung!
Das in der Folge beispielhaft angeführte Übungsprogramm bietet schonende Übungen, die für Rheumapatienten geeignet sind. Es sind durchwegs unbelastende Übungen, die in sitzender Position, am besten auf einem Hocker, ausgeführt werden (Bewegungsübungen auf dem Hocker).
Alle Übungen sollten zumindest dreimal hintereinander wiederholt und mindestens einmal täglich gemacht werden. Dieses Programm berücksichtigt sowohl die oberen wie auch die unteren Gliedmaßen, und es beinhaltet zudem einige leichte Wirbelsäulenübungen. Es eignet sich auch sehr gut als vorbeugende Maßnahme gegen die Bewegungseinschränkung bei rheumatischen Erkrankungen.

Für spezielle Probleme müssen natürlich entsprechende spezifische Übungsabläufe mit dem Physiotherapeuten erarbeitet werden. Es gibt dafür eine Vielzahl von Übungen für die verschiedenen Wirbelsäulenabschnitte und auch für die Gliedmaßengelenke. Für die häuslichen Eigenübungen stehen verschiedenste Broschüren z. B. der Rheumaligen, aber auch von Arzneimittelfirmen zur Verfügung. Entsprechende Übungsanleitungen können Sie auch im Buchhandel erwerben.

Eine Rücksprache mit dem behandelnden Arzt und Physiotherapeuten ist aber in jedem Fall angezeigt.

Ausgangsstellung: Auf einem Hocker, günstigerweise ohne Rückenlehne, in idealer Höhe sitzend (Oberschenkel in waagrechter Position; vgl. Abb. 16).

1. Übung: Abwechselnd rechten und linken Vorfuß hochheben (Abb. 17).

2. Übung: Abwechselnd rechte und linke Ferse abheben (Abb. 18).

3. Übung: Abwechselnd rechten und linken Fuß vorstellen (Abb. 19).

4. Übung: Abwechselnd rechte und linke Hand zur Schulter bewegen und wieder strecken (Abb 20).

5. Übung: Mit den Füßen einen Kreis vor dem Hocker beschreiben – erst in eine Richtung, dann in die andere. Klein anfangen und immer größer werden (Abb. 21).

6. Übung: Abwechselnd rechte und linke Schulter hochziehen und wieder absinken lassen. Rechte und linke Schulter von vorne nach hinten rollen und wieder zurück. Zuerst rechts und links abwechselnd, dann beide Schultern gleichzeitig (Abb. 22).

7. Übung: Abwechselnd rechten und linken Fuß in hohem Bogen weit nach rechts bzw. nach links hinausstellen und wieder zurück (Abb. 23).

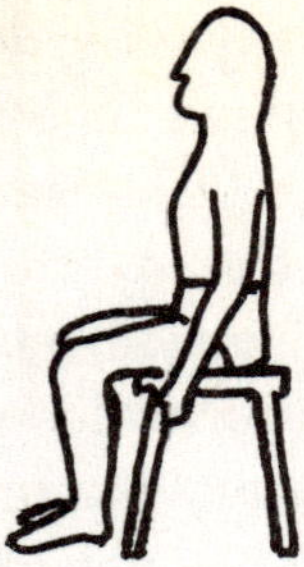

Abb. 16:
Grundstellung

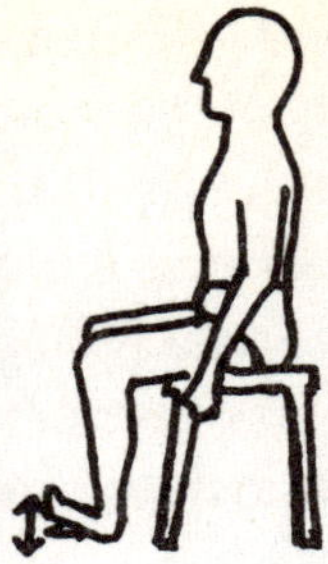

Abb. 17:
1. Übung

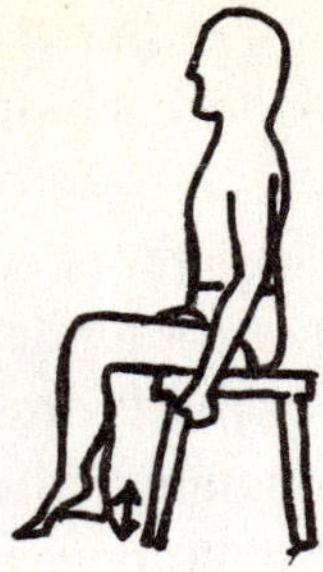

Abb. 18:
2. Übung

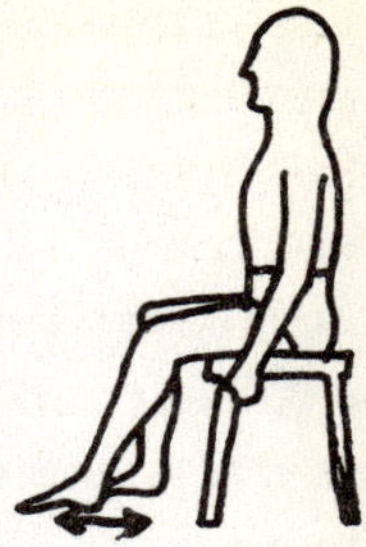

Abb. 19:
3. Übung

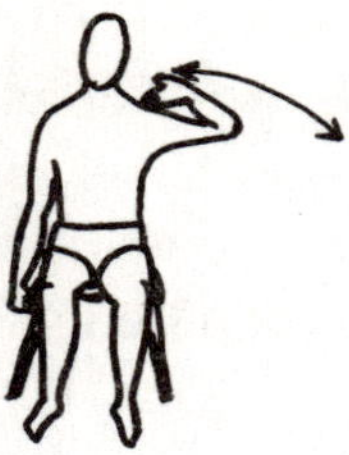

Abb. 20:
4. Übung

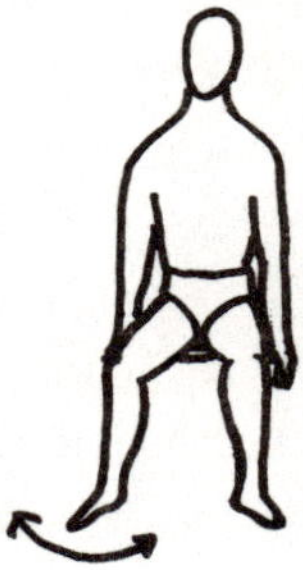

Abb. 21:
5. Übung

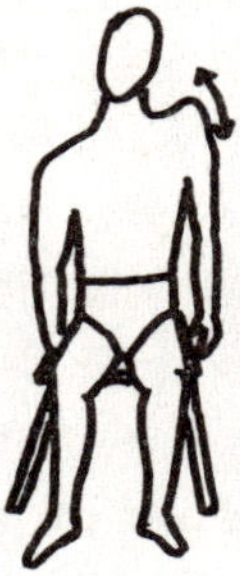

Abb. 22:
6. Übung

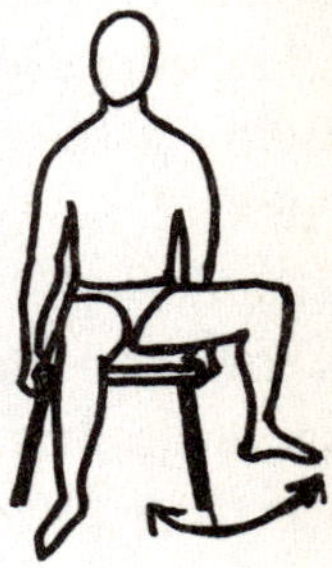

Abb. 23:
7. Übung

8. Übung: Arme neben dem Körper hängen lassen, Kopf vorneigen (Kinn zur Brust), danach Kopf weit zurückneigen und zur Decke schauen. Kopf abwechselnd nach rechts und nach links drehen. Kopf abwechselnd zu jeder Seite neigen; Ohr zur Schulter bewegen, Schulter nicht hochziehen (Abb. 24).

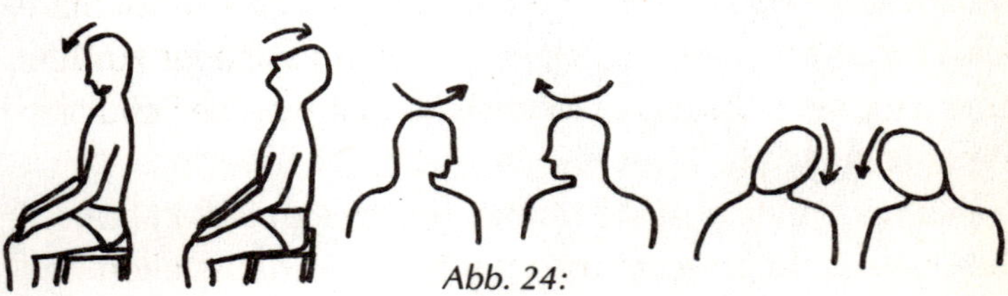

Abb. 24:
8. Übung

Diese Übung darf bei chronischer Polyarthritis mit Halswirbelsäulenbefall nicht durchgeführt werden.

9. Übung: Knie mit den Händen in Richtung zur Nase hochziehen, links und rechts abwechselnd (Abb. 25).

10. Übung: Hände hinter dem Rücken schließen, Ellbogen strecken, Hände etwas vom Körper wegbewegen. Mit den geschlossenen Händen einen großen Kreis am Rücken beschreiben – Richtung wechseln. Gerade sitzen, die geschlossenen Hände möglichst weit am Rücken entlang hinauf und wieder hinunter bewegen (Abb. 26).

11. Übung: Abwechselnd mit dem rechten und dem linken Bein vor dem Hocker radfahren. Zuerst vor, dann zurück (Abb. 27).

12. Übung: Hände vor dem Körper schließen, weit über den Kopf heben und wieder senken. Dann mit den Händen einen großen Kreis beschreiben (in beide Richtungen). Die geschlossenen Hände in den Nacken legen, dann Ellbogen und Kopf gleichzeitig nach hinten drücken. Ellbogen wieder nach vorne bewegen und wieder gleichzeitig mit dem Kopf fest nach hinten drücken (Abb. 28).

13. Übung: Arme neben dem Körper hängen lassen, einmal mit der rechten Hand in Richtung Boden greifen, dann mit der linken. Dann abwechselnd mit der rechten und linken Hand zu den Füssen vorgreifen und wieder aufrichten. Zum Schluß mit dem rechten Arm nach rechts hinten ziehen, abwechselnd auch links (Abb. 29).

14. Übung: Abwechselnd rechten und linken Arm weit in die Höhe heben. Abwechselnd mit einem Arm nach hinten und nach vorne kreisen. Beide Arme gleichzeitig in die Höhe heben und wieder senken. Danach mit beiden Armen gleichzeitig nach hinten und dann nach vorne kreisen (Abb. 30).

15. Übung: Rechten Ellbogen und linkes Knie zueinander bewegen, und umgekehrt (Abb. 31).

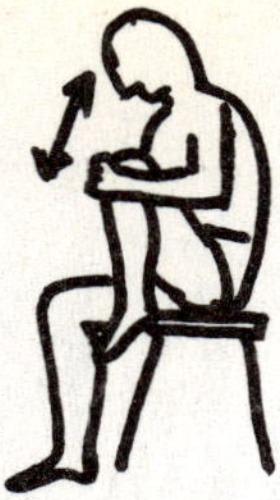

Abb. 25: 9. Übung

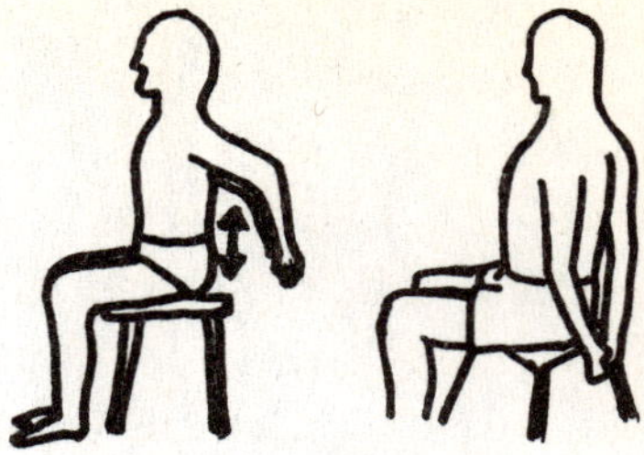

Abb. 26: 10. Übung

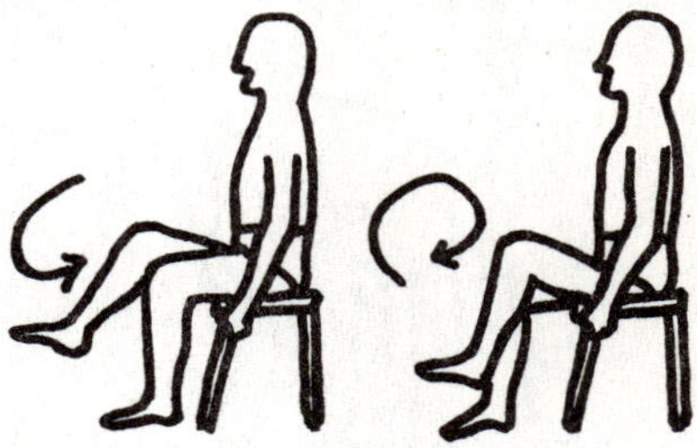

Abb. 27. 11. Übung

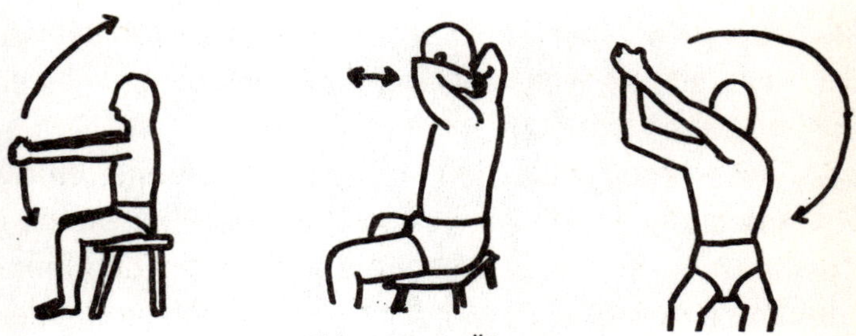

Abb. 28: 12. Übung

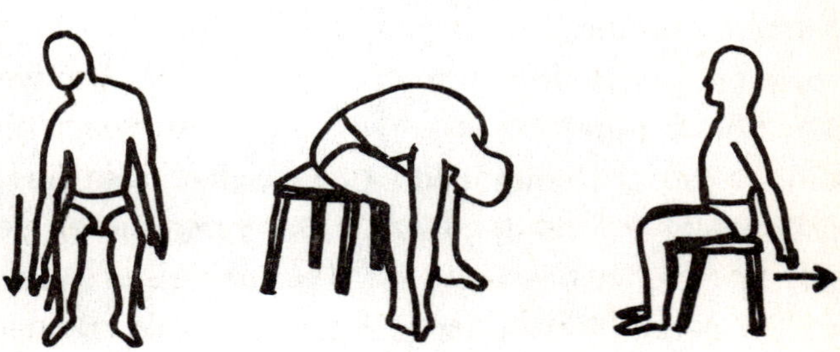

Abb. 29: 13. Übung

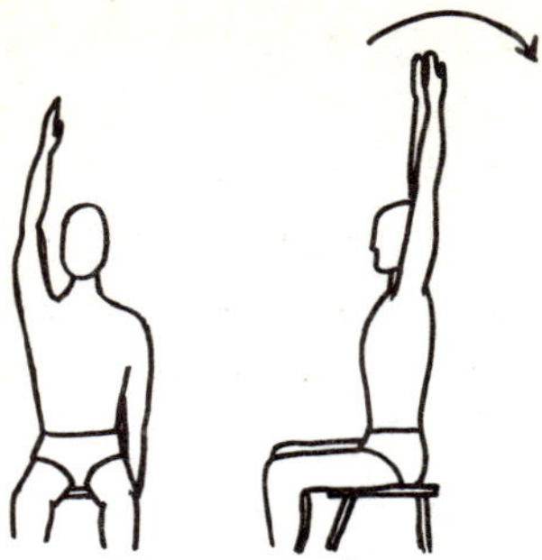

Abb. 30: 14. Übung

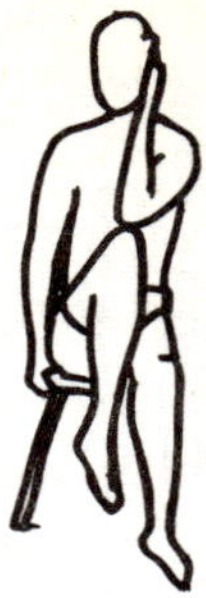

Abb. 31: 15. Übung

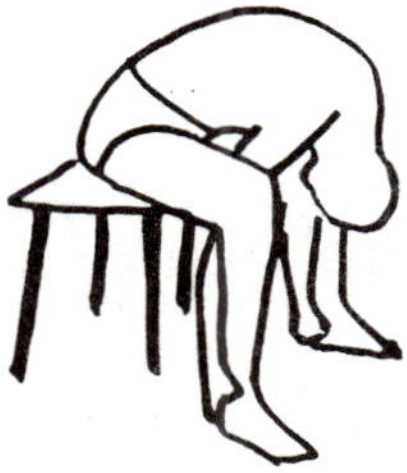

Abb. 32: 16. Übung

16. Übung: Mit beiden Händen zu den Fersen greifen, dann die Hände weit in die Höhe strecken und wieder sinken lassen (Abb. 32).

Passive Bewegungsübungen: Äußerliche Manipulation des Therapeuten an Gelenken, Muskel-, Band- und Sehnenstrukturen.

Formen der passiven Bewegung:

- passive Bewegung,
- Muskeldehnung,
- manuelle Therapie.

Passive Bewegung:

Hier bewegt der Therapeut die Gliedmaßen des Patienten. Das Gelenk wird in allen Bewegungsrichtungen durchbewegt, um eine Kontraktur (fixierte Beugehaltung) zu verhindern. Die passive Bewegung erfolgt z. B. bei akuter Gelenkentzündung, bei der der Patient eventuell zu aktiven Bewegungen wegen großer Schmerzen nicht mehr in der Lage ist. Die Übungen erfolgen am besten unter Kryotherapie (Auflegen von Eisgelbeuteln) zur Schmerzlinderung. Durch diese Übungstherapie und die medikamentöse Schmerz- und Entzündungsbekämpfung werden bleibende Bewegungseinschränkungen bei akuten Gelenkentzündungen verhindert.

Muskeldehnung:

Bei starken Schmerzen an Ihren Gelenken oder an der Wirbelsäule werden Sie danach trachten, möglichst wenig Bewegung zu machen, eine Schonhaltung einzunehmen. Das verleitet die davon betroffenen Muskeln zur Bequemlichkeit, sie werden sich »zurückziehen«, sich verkürzen, was Sie an der Bewegungseinschränkung Ihrer Gelenke bemerken werden, die auch nach Abklingen der Schmerzattacke bestehen bleibt. Nach einem Unfall ist die Ruhigstellung eines Gelenks allerdings oft eine vom Arzt verordnete Notwendigkeit, die er durch das Anlegen eines Gipsverbandes oder einer Schiene entsprechend durchsetzt. Nach Abnahme des fixierenden Verbandes müssen Sie, unterstützt von einem Physiotherapeuten, die verkürzten Muskeln durch ein gezieltes Übungsprogramm wieder auf die »richtige Länge« bringen.

Der Therapeut bewegt die Extremität entsprechend der Funktion des verkürzten Muskels in die entgegengesetzte Richtung. Für eine derartige Manipulation ist eine genaue Kenntnis des Muskelverlaufs und der Funktion des Muskels unabdingbare Voraussetzung. Bei Schmerzfreiheit kann der Muskel vor der Dehnung durch Wärme eventuell vorbereitet werden. Bei starken Schmerzen wird zur Schmerzstillung hingegen auch die bereits erwähnte Kältetherapie eingesetzt. Bei der passiven Übungstherapie dürfen Sie keine Schmerzen verspüren; nur die Manipulation an der Schulter zum Aufdehnen einer Kapselschrumpfung stellt hier eine Ausnahme dar.

Manuelle Therapie (Chiropraktik):

Sie umfaßt Erkennung und Therapie von reversiblen Funktionsstörungen des Bewegungsapparates durch Handtechniken des Arztes oder Therapeuten. Durch spezielle Handgriffe und Weichteiltechniken kann der Manualtherapeut Störungen am Gelenkspiel und der Muskulatur Ihres Bewegungsapparates erfaßen und behandeln.

Techniken der Chiropraktik:

- Mobilisierung
- Traktion
- Manipulation

Die Technik der Mobilisierung wird zur Verbesserung der Beweglichkeit von Gelenken (z. B. bei geschrumpfter Gelenkkapsel nach Ruhigstellung) und der Wirbelsäule eingesetzt. Durch Traktion (vorsichtiges Dehnen) wird eine Verminderung des Bewegungsschmerzes bei akuten Entzündungen erreicht, da der Druck auf die Gelenkflächen vermindert wird. Auch können Verklebungen im Gelenkbereich gelöst werden. Mit der Manipulation bewegt der Manualtherapeut das Gelenk über den normalen Bewegungsspielraum hinaus, wodurch die freie Beweglichkeit des Gelenks wieder erreicht werden kann. Reflektorisch kommt es damit oft auch zum Abklingen der Schmerzen.

Die Manipulation wird als »unblutige Operation« bezeichnet. Eine exakte Diagnose und Durchführung ist daher Voraussetzung zu ihrer Anwendung.

Nicht angewandt werden soll die manuelle Therapie, speziell die Manipulation, bei Druck auf die Nervenwurzel durch einen Bandscheibenvorfall. Auch wenn Sie an einer Hypermobilität (Überbeweglichkeit) der Gelenke oder der Wirbelsäule leiden, können Sie sich durch diese Techniken keine Hilfe erwarten. Weitere Gegenanzeigen sind bösartige Tumoren an Knochen, Muskeln, Sehnen oder Gelenken, Gefäßschäden und diffuse (allgemeine) Knochenerkrankungen wie z. B. die Osteoporose. Ebenso ist die Anwendung bei schweren Abnützungserscheinungen an den Gelenken oder der Wirbelsäule nicht angezeigt. Bei entzündlichen Erkrankungen des Bewegungsapparats hingegen ist eine manuelle Therapie heute differenzierter zu sehen und nicht absolut abzulehnen (siehe Traktion).

Massage

Unter Massage verstehen wir die manuelle oder apparative Anwendung von Druck- und Dehnungsreizen auf Haut, Unterhaut, Bindegewebe und Muskulatur. Sie hat lokale und systemische Auswirkungen. Massage ist eine der ältesten Therapieformen, die sich schon im Altertum bei den Griechen und Römern großer Beliebtheit erfreute.

Lokal verspüren Sie bei Massage die Wirkung als Wärme (die Durchblutung wird gefördert) und Änderung der Spannung der Muskulatur meist als Entspannung. Die Massage kann Ihren Muskel aber auch kräftigen. Weiter erreichen Sie damit auch eine Verbesserung der Ernährungslage Ihres Bindegewebes. Durch venöse und lymphatische Stauungen verursachte Schwellungen können behoben, Narbengewebe gelöst werden. Die Allgemeinwirkung kommt über reflektorische Beeinflussung der Organe und des vegetativen Nervensystems zustande und kann zur reflektorischen Schmerzlinderung führen. Selbst psychisch können Sie die Auswirkungen einer guten Massage positiv als Entspannung oder Anregung, je nach Ihrer Ausgangslage, erleben.

Die verschiedenen Massagemethoden haben unterschiedliche Wirkungsschwerpunkte und sind daher auch entsprechend einzusetzen und vom Arzt zu verordnen.

Methoden und Wirkungen von Massagen:

Methode	Technik	Wirkung
klassische Massage	Streichung	Durchblutungssteigerung
	Knetung	Muskellockerung
	Vibration	Muskelkräftigung
	Klopfung	psychische
	Reibung	Entspannung
Reflexzonenmassage	Bindegewebsmassage	reflektorische Fernwirkung
	Nervenpunktmassage	
	Fußzonenreflexmassage	
	Periostmassage	
	Segmentmassage	
Lymphdrainage	Streichungen Pump- und Sauggriffe	Förderung des Lymphabflusses
Unterwasserdruckstrahlmassage	Wasserdruckstrahl Temp. 34 – 38 °C	Muskelentspannung Durchblutungsförderung
apparative Massage	Bürstenmassage Saugglockenmassage Vibrations- und Schüttelmassagen Endovacmassage	entsprechend der klassischen Massage

Leiden Sie an einer der in dieser Tabelle angeführten Erkrankungen, so sollten Sie Ihren Masseur nicht Hand an sich anlegen lassen.

Gegenanzeigen zur Massagebehandlung:

- Hauterkrankungen (Entzündung, Eiterung),
- fieberhafte Erkrankungen,
- frische Verletzungen und entzündliche Zustände des Bewegungsapparates,
- Morbus Sudeck (reflektorischer Knochenabbau nach Verletzungen),
- Störung der Blutgerinnung.

Vorsicht ist bei hochgradiger Osteoporose, bei schweren Allgemeinerkrankungen und bei Tumoren angebracht.

Thermotherapie

Unter Thermotherapie verstehen wir nicht nur die Behandlung mit Wärmezufuhr, sondern auch durch Wärmeentzug in Form von Kälte (Kryotherapie). Diese Behandlungsform ist wohl die älteste und auch die heute noch am weitesten verbreitete physikalische Therapieform von Rheumaerkrankungen. Aber Vorsicht: Besonders die Wärmetherapie wird oft im Selbstbehandlungsverfahren angewandt, und die therapeutischen Erfahrungen sind dann nicht immer die besten. Dies zeigt, daß auch diese Therapien einer genauen Anzeige bedürfen und daher vom Arzt verordnet werden sollen.

Die therapeutische Wirkung von Wärme und Kälte ist oft gleich, hängt aber von der Ausgangslage (akute oder chronische Entzündung, Abnützungserscheinungen) bzw. der Reaktionslage (Alter, vegetative Situation) des Patienten ab. Die Thermotherapie, speziell die Wärmeanwendung, ist häufig auch Anwendungsbereich der Hydrotherapie (Therapie mit Wasser) und damit der Balneotherapie (Bädertherapie).

Wärme und Kälte können über die physikalischen Vorgänge wie Strahlung, Leitung und Konvektion zu- bzw. abgeführt werden. Es kann mit Ganzkörperanwendungen (Bäder) oder Teilanwendungen (Packungen, Paraffinbäder) behandelt werden. Ganzkörperanwendungen kommen nur bei kreislaufstabilen Patienten in Frage. Anwendungsgebiete sind vor allem der Weichteilrheumatismus, der Morbus Bechterew und Abnützungserkrankungen, vor allem der Wirbelsäule. Die Wärmeanwendung führt zur Schmerzlinderung durch Muskelentspannung, sie fördert die Durchblutung und den lokalen Stoffwechsel des Gewebes. Die Muskulatur wird besser dehnbar. Wärme hemmt chronische Entzündungsvorgänge, verstärkt aber akute Entzündungen und ist daher bei akut entzündlichen Prozessen nicht anzuwenden.

Möglichkeiten der Wärmeanwendung:

Hydrotherapie:	Teil- oder Ganzbäder, Wickel, Packungen, Güsse
Peloide:	Moor, Fango, Paraffin, Gel (Packungen, Teil- und Ganzbäder)
Infrarotbestrahlung:	lokal
Hochfrequenztherapie:	Kurzwelle, Mikrowelle, Ultraschall

Die Anwendungsmöglichkeiten der lokalen Kältetherapie bestehen in Eispackungen, Gelbeutel, Kaltluft, Chloräthylspray (Vereisungsspray), Eistauchbad und Aufbringen von Kohlensäureschnee oder flüssigem Stickstoff.

Die Wirkung lokaler Kälteanwendung besteht in der Hemmung von Entzündungen, Schmerzlinderung (Vereisung) und Muskelentspannung durch Herabsetzung der Nervenerregbarkeit. Es kommt durch die lokale Kältetherapie auch zu Blutungshemmung und Hemmung von Ödemen.

Bei den Thermotherapien ist allgemein auf zu starke lokale

Reizwirkungen zu achten, es kann bei unsachgemäßer Anwendung sowohl zu Verbrennungen wie auch zu Erfrierungen kommen.
Gegenanzeigen für die Thermotherapie sind in der folgenden Übersicht angeführt. Für kleinere Lokalanwendungen bestehen solche aber kaum, es sei denn, die beschriebenen Veränderungen befinden sich an dem zur Anwendung vorgesehenen Areal.

Gegenanzeigen zur Thermotherapie:

WÄRME	KÄLTE
akute Gelenkentzündung	Kälteüberempfindlichkeit
frische Blutungen	lokale Gefäßverengungen
Schwellungen	Kälteantikörperbildung
aktive Tuberkulose	Angina pectoris
Venenentzündungen	akute Nieren- und Blasen-
schwere Herzschwäche	leiden

Elektrotherapie

Die Elektrotherapie umfaßt alle physikalischen Verfahren, die durch elektrischen Strom oder durch elektromagnetische Felder und Schwingungen auf den Körper einwirken. Zu unterscheiden sind

- Niederfrequenz- (0–1000 Hz),
- Mittelfrequenz- (1 kHz–300 kHz) und
- Hochfrequenztherapien (2,45 kHz–433,93 MHz).

Hochfrequenztherapien und Ultraschall wirken nicht direkt durch den elektrischen Strom auf die zu beeinflussenden Gewebsstrukturen, sondern über ihre thermische Energie.
Was können wir mit einer Elektrotherapie erreichen? Primäres Behandlungsziel ist eine Schmerzlinderung. Elektrischer Strom wirkt aber auch durchblutungsfördernd und

beeinflußt die Muskelspannung. Hauptanwendungsgebiete der Behandlung mit elektrischem Strom sind daher Erkrankungen der Sehnen, Muskeln und Nerven. Bis zu einem gewissen Grad kann aber auch die Wirkung auf die Schmerzrezeptoren im Gelenk ausgenützt werden. In diesem Sinne ist auch neben der muskelentspannenden Wirkung ihr Einsatz im Bereich der Wirbelsäule zu verstehen.

Wie wirkt elektrischer Strom bei rheumatischen Erkrankungen?

Der elektrische Strom wirkt über eine Veränderung des Ionenmilieus und der Membranpotentiale der behandelten Gewebe (Muskeln, Sehnen, Gelenkkapsel, Nerven). Durch die dämpfende Wirkung auf die schmerzleitenden Nervenfasern kommt es dabei zur Schmerzlinderung. Andere Nervenfasern können durch Stromtherapie auch angeregt werden (Reizstromtherapie), was zur Behandlung von Lähmungen ausgenützt wird.

Strom ist nicht gleich Strom.

In der Elektrotherapie kommen die verschiedenen Stromarten in vielfältiger Weise zur Anwendung.

Galvanischer Strom:

Dies ist eine Gleichstrombehandlung und wird meist längsdurchflutend angewandt. Der Effekt ist durchblutungsfördernd, muskelentspannend und schmerzlindernd. Geeignet ist diese Behandlungsform bei Muskelschmerzen, Muskelverspannungen, Sehnenansatzbeschwerden und Ischialgien.

Iontophorese:

Mit ihrer Hilfe können Medikamente über die Gleichstromwirkung durch die Haut in bis zu zwei bis drei Millimeter Tiefe eingebracht werden. Typische Anwendungsgebiete sind der Fersensporn, der Tennisellenbogen, der Schulterschmerz und das Karpaltunnelsyndrom (Druckschädigung des Nervus medianus der Hand durch Schwellung der Sehnenscheide).

Schwellstrom (Faradischer Strom):
Er wird zur Behandlung von Inaktivitätsatrophien der Muskeln eingesetzt. Er besteht aus einer raschen Folge schmaler Gleichstromimpulse und löst annähernd physiologische Muskelaktionen aus.

Reizstromtherapie (Exponentialströme):
Sie dient der Verbesserung der kontraktilen Fähigkeiten der Muskulatur. Es handelt sich dabei um einen langsam ansteigenden Strom (Dreieckstrom, Exponentialstrom).

Impulsgalvanisation:
Sie führt zur Durchblutungsförderung und wirkt schmerzlindernd auf die Muskulatur. Es handelt sich um eine Galvanisation mit Reizstromcharakter.

Hydroelektrisches Bad (Zellenbad, Stanger-Bad):
Es wird bei Muskelschmerzen, Nervenschmerzen, Wirbelsäulen- und Gelenkabnützungen angewandt. Ein solches stromdurchflutetes Bad kann als 2-Zellen-Bad für die Gliedmaßen oder als Vollbad (Stanger-Bad) bei Wirbelsäulenbeschwerden eingesetzt werden. Die Wassertemperatur soll 35 – 38 °C betragen.

Diadynamische Ströme:
Die Wirkung ist vor allem schmerzstillend. Es kommt aber auch zur Muskelentspannung und zur Durchblutungsförderung. Dementsprechend finden diadynamische Ströme ihre Anwendung bei Muskel- und Sehnenbeschwerden, bei Gelenkabnützungen und Spondylosen, eventuell auch bei chronischen Gelenkentzündungen. Technisch handelt es sich um modulierbare Wechselstromimpulse, deren Frequenz zwischen 50 oder 100 Hz (auch an- oder abschwellend) wechseln kann.

Interferenzströme:
Die Anwendung entspricht im wesentlichen der der diadynamischen Ströme (Muskelentspannung, Schmerzstillung). Es wird aber auch die Erguß- und Ödemresorption begünstigt. Durch zwei unterschiedlich frequente Wechselströme wird über vier Elektroden durch Interferenz ein niederfrequentes Reizfeld im Einflußgebiet erzeugt.
Transkutane Nervenstimulation (TENS):
Die Anwendung erfolgt zur Behandlung chronischer Schmerzzustände bei Abnützungen der Wirbelsäule und von Sehnen-Muskelansatz-Beschwerden. Ein niederfrequenter Impulsstrom hemmt die nervalen Schmerzfasern, wodurch eine Schmerzstillung erreicht werden kann. Die Geräte sind sehr klein (Größe einer Zigarettenschachtel) und mit selbsthaftenden Elektroden ausgestattet, welche über dem Schmerzareal befestigt werden. Das Gerät kann vom Patienten bedient werden, wodurch die Möglichkeit der Dauerbehandlung von Schmerzsyndromen gegeben ist.
Hochfrequenztherapie und Ultraschallbehandlung:
Ihr Anwendungsbereich ist im Abschnitt über Thermotherapie ab Seite 121 beschrieben, da sie vorwiegend über eine Erwärmung der behandelten Gewebestrukturen wirken und damit eine Schmerzlinderung, Muskelentspannung und Durchblutungsförderung erreichen.
Gegenanzeigen zur Elektrotherapie:

- krankhafte Veränderungen im Behandlungsbereich (frische Wunden, geschädigte Hautareale, entzündliche Hautveränderungen, Venenentzündung),
- Metallteile im direkten Stromflußgebiet (künstliche Gelenke, Metallsplitter, Schrauben nach Knochenbruchbehandlungen),
- Herzschrittmacher in der elektrischen Einflußzone.

Kommt ein Herzschrittmacher in das Einflußgebiet einer

Elektrotherapie, so ist mit Funktionsstörungen und eventuell schwerwiegenden gesundheitlichen Schäden zu rechnen, die durchaus auch lebensbedrohliche Formen annehmen können.
Darum: Geben Sie vor einer Elektrotherapie immer in Ihrem Körper befindliche Metalle oder einen Schrittmacher an!
Haben Sie ein sehr schwaches Herz oder einen sehr hohen, schlecht einstellbaren Blutdruck, so dürfen Sie nicht in ein hydroelektrisches Vollbad. Der hydrostatische Druck wirkt sich negativ auf Ihre Kreislaufverhältnisse aus (dies gilt naturgemäß auch für nicht-elektrische Therapievollbäder).

Balneotherapie (Bädertherapie)
Bei der Balneotherapie werden natürlich vorkommende ortsgebundene Heilmittel (Heilwässer, Heilgase, Moor, Schwefel, Torf, Radon, Schlamm, Sand) zur Behandlung (und Vorbeugung) chronischer Erkrankungen verwendet. Sie werden als Voll- oder Teilbäder verabreicht und dienen auch zur Rehabilitation bei Behinderung. Andere natürliche Heilmittel können inhaliert oder getrunken werden (Trinkkuren).
Eine Sonderform stellt die Stollenbehandlung, wie sie in Böckstein bei Badgastein zur Verfügung steht, dar. Ein tief ins Berginnere reichender Stollen wirkt durch die dort herrschende hohe Temperatur (über 41 °C) und die milde Radioaktivität gegen Entzündungen und verbessert, speziell bei Wirbelsäulenleiden (hier ganz besonders beim Morbus Bechterew), die Beweglichkeit.
Einteilung der Bäder nach ihren Inhaltsstoffen:
- Akratothermen (natürliche Warmbäder),
- Jodbäder,
- Kochsalzbäder (Solebäder),
- Kohlensäurebäder,

- Radonbäder,
- Schwefelbäder,
- Moorbäder.

Die Auswirkung der beschriebenen Substanzen und ihre Aufnahme über die Haut oder Schleimhaut (Inhalation) kann allerdings nicht gut abgeschätzt werden. Die Wirkung ist kaum von den zusätzlich einwirkenden thermotherapeutischen Effekten zu unterscheiden. So wird die Bädertherapie immer eine Kombinationstherapie sein. Badinhaltsstoffe, Wärmeeinwirkung und Klimafaktoren zusammen mit den meist zusätzlich in Kombination angewandten anderen physikalischen Maßnahmen und Physiotherapien (Elektrotherapie, Massage, Unterwassermassage, Heilgymnastik, Unterwassergymnastik, Diät) bewirken den Heilerfolg.

Dem entspricht auch die Form der heutigen Kurbehandlung, die immer ein komplexes Therapieprogramm zur Anwendung bringt.

Welche rheumatische Leiden sind kurfähig?

- Abnützungen der Gelenke (Arthrosen),
- Abnützungen der Wirbelsäule (Spondylarthrose),
- Weichteilrheumatismus,
- Morbus Bechterew,
- die nicht aktive chronische Polyarthritis mit starken Vorbehalten und Einschränkungen.

Was spricht gegen eine Bäderbehandlung (Kur)?

- Akute Gelenkentzündungen,
- aktive Formen einer Kollagenose,
- hohe Blutsenkung (mehr als 30 mm/h),
- schlechter Allgemeinzustand,
- schwere Herz-Kreislauf-Erkrankungen,
- abbauende Krankheiten (Krebs, Tuberkulose etc.),
- akute Erkrankungen, vor allem mit Fieber.

Merksatz: »Wer ins Bett gehört, gehört nicht ins Bad!«

XII Rheumatismus und medikamentöse Therapie

Neben der Anwendung physikalischer Therapien besteht die Möglichkeit der medikamentösen Therapie. Selbstverständlich wird es primär von der Art der rheumatischen Erkrankung abhängen, welche Therapie zu wählen ist. Handelt es sich um eine Abnützungserkrankung des Skelettsystems, so werden die physikalischen Maßnahmen im Vordergrund der Bemühungen stehen, bei entzündlichen Gelenkerkrankungen wiederum vor allem die Behandlung mit entzündungshemmenden Medikamenten. Meist wird der Arzt aber eine Kombination der verschiedenen Behandlungsmöglichkeiten wählen, denn nur über eine komplexe Therapie ist bei diesen Erkrankungen ein Erfolg zu erreichen.

Welche Medikamente werden zur Behandlung rheumatischer Krankheiten eingesetzt?

- Nichtsteroidale Antirheumatika (NSAR, das sind kortisonfreie Mittel gegen Rheumabeschwerden),
- Kortisonpräparate,
- Analgetika (schmerzstillende Medikamente),
- sogenannte Basistherapeutika (sie sollen die Krankheit stoppen oder zumindest ihren Verlauf bremsen).

Antirheumatika (NSAR) entfalten im Körper verschiedene Wirkungen. Sie sind

- entzündungshemmend (antiphlogistisch),

- schmerzstillend (analgetisch),
- fiebersenkend (antipyretisch).

Jedem Rheumatiker sein Antirheumatikum

Diese drei Wirkungseigenschaften sind von Substanz zu Substanz verschieden stark ausgeprägt. So hat das eine Mittel einen stärkeren schmerzstillenden Anteil, das andere ist wieder stärker entzündungshemmend. Ihr Arzt hat damit die Möglichkeit, das für Ihre Krankheit passende Medikament für Sie zu wählen. Leiden Sie an einer Abnützungserkrankung mit nur geringen Entzündungserscheinungen, wird er Ihnen ein Mittel mit stärkerem analgetischen (schmerzstillenden) Effekt geben, haben Sie z. B. eine chronische Polyarthritis oder eine andere entzündliche rheumatische Erkrankung, wird er sinnvollerweise einem stärker entzündungshemmenden (antiphlogistischen) Medikament den Vorzug bei Ihrer Behandlung geben.
Die kortisonfreien Antirheumatika stehen heute mit einer großen Zahl registrierter Medikamente zur Verfügung. Die Verabreichungsform ist verschieden. Die meisten dieser NSAR werden zumindest für die Einnahme als Tabletten, Kapseln oder Dragees und in Zäpfchenform angeboten. Von einigen Präparaten stehen auch injizierbare Anwendungsformen zur Verfügung, was, wie bei den Zäpfchen, den Vorteil der Umgehung des Magen-Darm-Traktes hat.

Keine Wirkung ohne Nebenwirkung

Die Nebenwirkungen auf den Magen-Darm-Trakt, die bei den NSAR am häufigsten auftreten, können nicht verhindert werden, da die Substanzen auch über ihre Allgemeinwirkung einen Effekt auf die Magenschleimhaut ausüben, indem sie gewisse Schutzmechanismen (Prostaglandinwirkung) hemmen.

Die wichtigsten unerwünschten Wirkungen (Nebenwirkungen) der NSAR:

- Magen-Darm-Trakt:

Gastritis (Magenentzündung), Duodenitis (Zwölffingerdarmentzündung), Ulcera (Geschwüre) im Magen oder Zwölffingerdarm, Magen-Darm-Blutungen.

- Blutbildveränderungen: Verminderung der weißen Blutkörperchen und der Blutplättchen durch hemmende Wirkung auf das blutbildende Knochenmark. Verminderung der roten Blutkörperchen (Anämie) durch chronische Magenblutungen infolge einer Gastritis.
- Allergische Reaktionen mit juckenden Hautausschlägen, manchmal auch mit Asthmaanfällen.

Antirheumatika wirken auch durch die Haut

Manche der antirheumatischen Medikamente stehen auch noch als Salben, Gels oder Cremen zur Verfügung. Bei ihrer Anwendung kann es kaum zu systemischen Nebenwirkungen kommen, höchstens zu lokalen Reizwirkungen. Dafür ist allerdings die Effektivität wesentlich geringer.

Kortison, der stärkste Entzündungshemmer

Kortison ist ein Hormon, das in der Nebennierenrinde produziert wird. Wenn Sie heute ein Kortisonpräparat verordnet bekommen, so ist dies allerdings ein synthetisch hergestelltes Derivat (abgeleitete Substanz) des natürlich vorkommenden Hormons. Die Wissenschaft entwickelt solche Derivate, um die Wirkung der Grundsubstanz zu steigern und die Nebenwirkungen zu vermindern.

Die Wirkung von Kortison ist

- entzündungshemmend und
- immunsuppressiv (das Immunsystem hemmend).

Es ist auch heute noch das am stärksten entzündungshemmenden Arzneimittel, was seinen häufigen Einsatz in der Rheumatologie verständlich macht.
Verwendung von Kortison in der Rheumatologie:

- akute Gelenk- und Wirbelsäulenentzündungen,
- entzündliche Bindegewebserkrankungen (Kollagenosen),
- chronische Entzündungen bei unzureichender Wirkung von kortisonfreien Antirheumatika (NSAR),
- für Gelenkeinspritzungen bei Entzündungen, die nicht durch einen Infekt verursacht sind.

Wie jedes Medikament hat auch Kortison neben seiner heilsamen Wirkung unerwünschte Wirkungen, welche besonders bei der Langzeitanwendung unangenehme Folgen haben können. Es ist daher wie bei jeder Therapie eine genaue Nutzen-Risiko-Abwägung zu treffen. Da es nach Entdeckung der guten, entzündungshemmenden Eigenschaft zeitweise zu freizügigen Anwendung kam, kam es auch zu vermehrtem Auftreten von Nebenwirkungen und in der Folge zu einer Gegenreaktion und fallweise sogar Verteufelung dieser im Prinzip sehr wertvollen Substanz. Die Kortisoneuphorie kippte in eine Kortisonangst. Heute sind die Sonnen- und Schattenseiten dieser Substanzgruppe bereits gut bekannt, und der Einsatz kann gezielt mit minimiertem Risiko erfolgen. Bei der Kurzzeitanwendung ist vor allem auf die Magenunverträglichkeit zu achten. Moderne Magenschutzsubstanzen werden hier frühzeitig zur Vermeidung von Komplikationen durch Auftreten von schweren Gastritiden oder gar Magengeschwüren angewandt.
Nebenwirkungen von Kortison:

- Magen-Darm-Störungen (Gastritis, Geschwüre, Blutungen),

- Osteoporose (bei Langzeitanwendung),
- Verminderung der Streßfähigkeit (richtige Reaktion des Körpers auf körperliche und seelische Streßsituationen) bei Langzeitanwendung,
- Hautatrophie (Verminderung der Hautqualität),
- Cushing-Syndrom (Vollmondgesicht, Stammfettsucht, Verminderung der Qualität des Bindegewebes) bei Langzeitanwendung,
- Erhöhung des Blutzuckers und des Blutdrucks.

Kortison im Wechselspiel zwischen Nebennierenrinde und Hirnanhangsdrüse

Wir haben gehört, daß das körpereigene Kortison in der Nebennierenrinde gebildet wird. Seine Produktion im Körper wird über die Hypophyse (Hirnanhangsdrüse) gesteuert. Führen wir es dem Körper bei seinem Einsatz als Medikament zusätzlich zu, kommt es zu einem über die Hirnanhangsdrüse gesteuerten Feedback-Mechanismus, durch welchen die Produktion in der Nebennierenrinde vermindert wird. Eine Folge davon kann die Atrophie (Rückbildung) der Nebennierenrinde sein. Dies tritt bei hochdosierter Langzeitanwendung von Kortison ein, allerdings nur bei höherer Dosierung.

Die Äquivalenzdosis

Die Grenze liegt bei ungefähr 7,5 Milligramm Prednisolon (ein Kortisonderivat) täglich. Die diversen Kortisonpräparate haben verschieden starke Einwirkung auf den Hypophysen-Nebennierenrinden-Regelkreis, was zur Einführung der sogenannten Prednisolon-Äquivalenz-Dosis geführt hat. Je stärker die hemmende Wirkung auf den Regelkreis, desto niedriger die Prednisolon-Äquivalenz-Dosis eines Kortisonpräparates. Die Grenzdosis für die

Langzeitanwendung soll die oben angeführte Prednisolon-Äquivalenz möglichst nicht überschreiten.
Wie sehen also, daß nicht das Kortison an sich, sondern sein unbedachter Einsatz gefährlich ist. Das aber ist bei jedem gut wirksamen Medikament ähnlich, denn auch die kortisonfreien Antirheumatika sollen nur unter ärztlicher Kontrolle eingenommen werden.
Daher eine dringende Warnung: Keine Selbstbehandlung! Fragen Sie Ihren Arzt, suchen Sie mit ihm das für Sie am besten geeignete Medikament!

Heilung ist nur selten möglich

Das soll Sie aber nicht verzweifeln lassen, denn mit den sogenannten Basistherapeutika können wir bei vielen rheumatischen Erkrankungen zumindest den Krankheitsverlauf verlangsamen, wenn nicht sogar aufhalten, obwohl die genauen Wirkmechanismen dieser Therapieformen noch immer nicht voll erforscht sind. Man weiß aber um ihre Beeinflussung des Immunsystems.
Bei der chronischen Polyarthritis eingesetzte Basistherapeutika:

- Resochin,
- Subreum,
- Goldpräparate (Tabletten, Injektionen),
- D-Penicillamin,
- Salazopyrin,
- Amethopterin (Methotrexate),
- Azathioprin (Imurek),
- Cyclosporin A (Sandimmun),
- Cyclophosphamid (Endoxan).

Basistherapeutika bei Arthrosen (Chondroprotektiva):

- Chondroitinsulfat (Kapseln, Injektionen),
- Hyaluronsäure intraartikulär (in das Gelenk).

Basistherapeutika bei Kollagenosen:

- Methotrexate,
- Endoxan,
- Imurek,
- Leflunamid,
- (Kortison).

Da diese Medikamente teilweise mit gefährlichen Nebenwirkungen behaftet sind, kommt ihr Einsatz nur in entsprechenden rheumatologischen Zentren beziehungsweise unter ärztlicher Kontrolle in Frage. Genaueste Beobachtung des Blutbildes und der Nieren- und Leberfunktion sind erforderlich. Bei strikter Einhaltung der Vorsichtsmaßnahmen kann das Risiko relativ gering gehalten werden. Vor Einsatz dieser Therapien ist ein aufklärendes Gespräch zwischen Patienten und behandelndem Rheumatologen unbedingt erforderlich, da auch der Patient durch ein entsprechendes Verhalten das Risiko vermindern kann (striktes Einhalten der Kontrollen, Vermeiden zusätzlicher Risikofaktoren wie Alkohol, Einnahme anderer Medikamente ohne ärztliche Beratung, massive Sonnenbäder etc.).

Nebenwirkungen der Basistherapeutika:

- Blutbildveränderungen

Verminderung der weißen Blutkörperchen (Leukopenie), der Blutplättchen (Thrombopenie), der roten Blutkörperchen (Anämie),

- Leberschädigungen,
- Nierenschädigungen,
- Wechselwirkung mit anderen Medikamenten,
- UV-Lichtempfindlichkeit.

In Ansätzen sind auch Behandlungsversuche auf molekularbiologischer Basis bereits erfolgversprechend. Vorerst werden wir uns aber noch mit den bekannten und etablierten Methoden zufriedengeben müssen.

Welche Medikamente kommen bei rheumatischen Erkrankungen noch zum Einsatz?

Oft werden zusätzlich muskelentspannende Substanzen eingesetzt, die sogenannten Muskelrelaxantien, besonders bei Wirbelsäulenbeschwerden, die ja oft durch Muskelverspannungen verstärkt werden. Bei Ischialgien sind auch sogenannte neurotrope Vitamine der B-Gruppe (B_1, B_6 u. B_{12}) gerne in Verwendung.

Bei den reaktiven Arthritiden sind neben den üblichen Antirheumatika auch Antibiotika notwendig, oft über mehrere Monate (vgl. Kap. VII/2).

Die medikamentöse Therapie der rheumatischen Erkrankungen, die auf den ersten Blick mit der immer wiederkehrenden Anwendung von NSAR ganz simpel erscheint, stellt also beträchtliche Anforderungen an den verantwortungsbewußten Arzt und gehört daher in die Hand des Spezialisten!

XIII Rheumatismus und komplementäre Maßnahmen

Wenn Sie als Rheumatiker mit Ihrem Arzt alle bisher beschriebenen Maßnahmen Ihrem Leiden entsprechend angewandt haben, wird Sie trotzdem früher oder später die Frage bewegen: »Was kann ich noch gegen meine Krankheit tun?« Hier setzen die komplementären Maßnahmen ein. Es handelt sich dabei um unterstützende, »ergänzende« Maßnahmen. Sie weisen eine große Bandbreite auf und reichen von der medikamentösen Therapie bis zu orthopädischen und ergotherapeutischen Korrekturen.
Komplementäre Maßnahmen bei der Behandlung rheumatischer Erkrankungen sind:

- Diät,
- konservativ-orthopädische Maßnahmen,
- operativ-orthopädische Maßnahmen,
- Psychotherapie,
- Akupunktur.

Sie sind nicht identisch mit alternativmedizinischen Maßnahmen, welche, wie der Name schon ausdrückt, eben anders sein wollen, also nicht im Sinne der Schulmedizin verstanden sein wollen.
Der Behandlungserfolg der alternativen Therapiemethoden entzieht sich in der Regel dann auch der schulmedizinisch-wissenschaftlichen Bewertung.
Diffizil ist die Situation bei der Bewertung von diätetischen

Maßnahmen. Auch wenn wir eine spezielle Diät bei Rheuma nicht kennen, gibt es doch Hinweise, daß bei bestimmten Patienten bestimmte Nahrungsmittel zu einer Verschlechterung ihrer entzündlichen Gelenksymptomatik führen. Im Rahmen eines Rheumabehandlungsplanes kann einer Diät immer nur eine ergänzende Bedeutung zukommen, nie eine kausale (ursächliche). Einzige Ausnahme stellt die Gichtarthritis dar. Bei ihr ist eine purinarme Diät die wichtigste Therapiemaßnahme (siehe Kap. VIII).
Bei den konservativ-orthopädischen Therapien handelt es sich vor allem um Orthesen und Einlagen. Orthesen sind Heil- oder Hilfsmittel zum Ersatz oder zur Verbesserung gestörter Funktionen des Bewegungssystems (Fixierungen, Stabilisierungen, Führung und Begrenzung von Gelenkbewegungen, Entlastungen). Einlagen sollen das Fußgewölbe stabilisieren und bei vorliegenden Deformierungen Überlastungsschmerzen durch Fußbettung verhindern. Der Hallux valgus (stark zur benachbarten Zehe abweichende Großzehe, oft auch über die Nachbarzehe kreuzend) kann vorübergehend mit entsprechenden Korrekturschienen versorgt werden, sollte aber in der Folge doch einer operativen Sanierung zugeführt werden.

Die Operation ist nicht der »letzte« Ausweg

Der chirurgisch tätige Orthopäde ist aus der Rheumatologie auch sonst nicht wegzudenken. Die Eingriffe können verschiedene Zielsetzungen haben. So ist die Synovektomie (Gelenkkapselausschälung) als präventiv-kurativ (vorsorgend-heilend) anzusehen und daher in einem frühen Krankheitsstadium einer entzündlichen Gelenkerkrankung anzusetzen. Heute gibt es dafür bereits minimalinvasive Techniken mittels Arthroskopie (Gelenkspiegelung).
Die rekonstruktiven Operationen (korrigierend, stabilisie-

rend, mobilisierend) werden in fortgeschritteneren Stadien eingesetzt, sowohl bei entzündlichen wie auch bei degenerativen Gelenkerkrankungen. Dazu zählt z. B. der totale Gelenkersatz, welcher heute im Bereich des Hüft-, aber auch des Kniegelenkes zum Routineeingriff geworden ist. Natürlich werden präventiv-kurative und rekonstruktive Eingriffe auch kombiniert eingesetzt. Die Ziele solcher Operationen sind vielfältig. Sie reichen von der Prophylaxe zur Verhinderung von Gelenkschäden über die Schmerzlinderung bis zur Funktionsverbesserung und Vermeidung oder doch zumindest Minderung von Invalidität.
Der Zeitpunkt der Operation sollte bei den prophylaktisch gedachten Maßnahmen naturgemäß möglichst früh, bei den rekonstruktiven Eingriffen erst nach Versagen der konservativen Therapien gewählt werden. Operative Eingriffe können auch an der Wirbelsäule erforderlich werden. Bekannt sind die Entlastungsoperationen nach Bandscheibenvorfall, um die eingeklemmte Nervenwurzel vom Druck der Bandscheibe zu befreien (das ist aber schon eine kurative, nicht eine komplementäre Maßnahme).
Weiter kann es im Rahmen der chronischen Polyarthritis zu einer Lockerung am ersten Halswirbelsäulensegment mit der Gefahr der Druckschädigung des Halsrückenmarks kommen, was neben einer kompletten Lähmung aller Gliedmaßen auch zum Atemstillstand führen kann. In solchen Fällen ist die rasche Verblockungsoperation dieses Segments erforderlich. Beim Morbus Bechterew können Aufrichtungsoperationen an der Wirbelsäule nötig werden.

Der »sanfte« Weg

Eine andere komplementäre Maßnahme ist in der Psychotherapie zu sehen. Obwohl ihre Notwendigkeit im Behandlungsplan eines rheumatischen Leidens nicht so of-

fensichtlich zutage tritt wie z. B. die Korrektur eines grob fehlgestellten Gelenks durch den Orthopäden, stellt sie einen wichtigen Pfeiler im Therapiegerüst dar.
Wir wissen, daß durch mentale Stärkung auch die Abwehrmechanismen vermehrt aktiviert werden können, und so wird der Kampf gegen eine Krankheit ganz allgemein durch positives Denken erfolgreicher verlaufen als bei depressiver Stimmungslage. Auch ist der psychisch gestärkte Patient gegenüber eingreifenderen Untersuchungen oder Therapien positiver eingestellt, was die Diagnosefindung und die nachfolgende Therapie oft wesentlich erleichtern kann.

Akupunktur hilft Medikamente sparen
Die Akupunktur kann bei einzelnen Krankheitsbildern erfolgbringend eingesetzt werden, so z. B. beim Zervikalsyndrom (schmerzhafte Verspannung der Nackenmuskulatur), bei der Lumboischialgie (Schmerzen im Verlauf des Ischiasnervs, ausgelöst meist durch Druck eines Bandscheibenanteils auf die Nervenwurzel im Lendenwirbelsäulenbereich) und beim Arthroseschmerz. Aber auch sie stellt nur ein ergänzendes Therapiekonzept dar. Sie kann in keiner Weise kausal in das Krankheitsgeschehen eingreifen. Es ist allerdings positiv zu bewerten, wenn der Rheumapatient durch ihren Einsatz symptomatisch wirkende Medikamente einsparen kann. Leider glauben nicht nur manche Patienten, sondern auch einige Akupunkteure, durch diese Behandlungsmethode eine chronische Polyarthritis oder gar eine Kollagenose grundlegend behandeln zu können, was der Rheumakranke dann meist mit einem zumindest schmerzhaften Schub seiner Krankheit bezahlen muß. Bei einer Kollagenose kann eine Unterbrechung der »schulmedizinischen« medikamentösen Therapie sogar lebensbedrohlich für den Patienten werden.

XIV Was tut die Wissenschaft gegen den Rheumatismus?

Die Erkenntnisse über die Entstehung vieler rheumatischer Erkrankungen, über ihren Verlauf und insbesondere auch viele Behandlungsmaßnahmen basieren auf exakten Beobachtungen. Im klassischen Altertum hat etwa Hippokrates (siehe Kap. I) viele Erkenntnisse aufgrund seiner Fähigkeit, exakt zu beobachten und zu assoziieren (Verbindungen herzustellen), erarbeitet.
Manche seiner Beschreibungen, wie z. B. jene der Gicht, haben zum Großteil auch heute noch Gültigkeit.

1 Forschungsrichtungen in der Rheumatologie

Die genaue Beobachtung und Aufzeichnung der Ergebnisse von Untersuchungen bei einer Erkrankung, in ihrem Verlauf oder im Laborexperiment, sind auch heute noch wesentliche, vielfach unterschätzte Aufgaben und zentraler Inhalt wissenschaftlichen Denkens und Handelns. Dies gilt natürlich auch für die Forschung auf dem Gebiet der Rheumatologie.
Es ist für den wissenschaftlich aktiven Arzt oft überraschend, wie viele als gesichert und bekannt »angesehene Tatsachen« keine wissenschaftliche Grundlage aufweisen und bei genauer Analyse häufig als falsch aufgedeckt wer-

den. Allerdings werden solche Erfahrungswerte oft durch die Wissenschaft nachträglich bestätigt.
Verblüffend ist auch, wie wenig Detailkenntnisse über manchmal schon jahrhundertelang bekannte und erforschte Erkrankungen vorliegen. Dies gilt leider auch für viele rheumatische Erkrankungen, wie etwa die chronische Polyarthritis oder die Arthrosen und die Kollagenosen. Noch immer sind uns die Ursachen dieser Erkrankungen unbekannt. Auch kennen wir das natürliche Schicksal dieser Krankheiten und der von ihnen Betroffenen nicht ausreichend. Das individuelle Endresultat der Erkrankung kann nicht abgeschätzt werden. Es ist nicht von vornherein offensichtlich, welchen Verlauf die Krankheit bei einem bestimmten Patienten nehmen wird.
Die rheumatologische Forschung hat daher ein weites Betätigungsfeld. Viele Fragen sind noch offen. Die Suche nach den Antworten erfolgt auf vielen Wegen, die aber in zwei Hauptrichtungen münden, die klinische Forschung und die Grundlagenforschung. Im Idealfall münden die Ergebnisse aus diesen beiden Hauptrichtungen in die Erkenntnis der Ursache des beforschten Krankheitsbildes und der erfolgreichen Behandlung. In der Rheumatologie befinden wir uns aber bei den meisten Krankheitsbildern leider immer noch auf dem Weg und nicht am Ziel.

Forschungsrichtungen in der Rheumatologie:

Klinische Forschung
- Erkennen und Beschreiben neuer Krankheitsbilder,
- Epidemiologie,
- Verlaufsbeobachtungen von Krankheiten,
- Entwicklung neuer Behandlungsmethoden und Prüfung ihrer Wirksamkeit.

Grundlagenforschung:
- Biochemie,
- Bindegewebsforschung,
- Immunologie,
- Molekularbiologie.

Die Epidemiologie befaßt sich mit der Untersuchung der Verbreitung von Krankheiten in der Bevölkerung und ihre Auswirkungen in Bevölkerungsgruppen.
Mit biochemischen Methoden werden die Zusammensetzung des Bindegewebes, des Knorpels und der Knochen untersucht, wie auch ihre Veränderungen im Krankheitsfall, z. B. bei der degenerativen Knorpelabnützung, der Arthrose oder der Verminderung der Knochenfestigkeit, der Osteoporose.
Die Bindegewebsforschung befaßt sich mit speziellen Fragestellungen des Bindegewebes, sowohl auf biochemischer Basis wie auch morphologisch bis in den elektronenmikroskopischen Bereich. Die so gewonnen Erkenntnisse tragen zum Verständnis vieler Krankheitsabläufe in der Rheumatologie bei.
Im Bereich der Immunologie konzentriert sich das Interesse auf die Vorgänge, die zum Auftreten von sogenannten Autoimmunerkrankungen führen, Erkrankungen, bei denen Zellen und lösliche Antikörper gegen Strukturen des eigenen Organismus, und nicht nur gegen fremde, gerichtet sind und so zur Krankheit führen.
Oft arbeiten viele Wissenschaftler in verschiedenen Ländern an der Lösung eines Problems. Regelmäßige Forschungsberichte auf Kongressen und Symposien sind wichtig für eine gute Koordination der weiteren Vorgangsweisen. Auch können dadurch eventuelle Irrwege vermieden oder zumindest abgekürzt werden.

2 Forschungsschwerpunkte in der Rheumatologie

Was unternimmt die Wissenschaft, um rascher das Ziel, die Krankheiten in ihren Details zu erforschen, zu erreichen? Sie setzt diese Forschungsschwerpunkte:

- Suche nach den Ursachen der Erkrankungen.
- Suche nach heilenden und lindernden Medikamenten.
- Untersuchungen des Verlaufs und der Endfolgen rheumatischer Krankheiten.
- Entwicklung von exakten Meßmöglichkeiten zur Beurteilung der Krankheitsaktivität.

Der Wunsch des Patienten nach Heilung ist das Ziel der wissenschaftlichen Anstrengungen der Ärzte. Eine heilende Therapie ist nur bei bekannter Krankheitsursache möglich. Entsprechend sind die wissenschaftlichen Schwerpunkte auf Ursachenforschung und Behandlungsforschung konzentriert.

Im Verlauf des letzten Jahrzehnts hat sich das Interesse der Wissenschaft auf eine Reihe hormonähnlicher Substanzen konzentriert, die von Zellen des Immunsystems produziert werden und die für die Entwicklung und Regelung der Immunantwort und der Entzündungsantwort von größter Bedeutung sind. Diese Substanzen, Zytokine genannt, können durch Anregung oder Hemmung von Zellen des Abwehrsystems, aber auch des Bindegewebes, entscheidenden Einfluß auf die Krankheitsentwicklung ausüben (vgl. Kap. VII). In dieser Hinsicht gibt es »gute« und »schlechte« Zytokine. In letzter Zeit konzentriert sich das Interesse der rheumatologischen Forschung vor allem auf ein »schlechtes« Zytokin, den Tumornekrosefaktor alpha, der bei vielen rheumatischen Erkrankungen, einschließlich der chronischen Polyarthritis, krankheitsverstärkend wirkt.

Diese Untersuchungen sind nicht nur theoretischer Natur. Auf der Grundlage derartiger Untersuchungen werden neue Therapiemaßnahmen erarbeitet. Es können heute gentechnisch Antikörper gegen den Tumornekrosefaktor hergestellt werden. In ersten klinischen Studien konnte durch solche Hemmsubstanzen bei Patienten mit einer chronischen Polyarthritis ein zum Teil erstaunlicher Therapieerfolg erzielt werden.

Rheuma ist keine Erbkrankheit

Einen wesentlichen Raum in der Grundlagenforschung und ihrer praktischen Anwendung in der Rheumatologie nehmen die Untersuchungen von Erbfaktoren ein, obwohl rheumatische Erkrankungen, mit Ausnahme höchst seltener Muskel- oder Knochenerkrankungen, keine Erbkrankheiten sind. Ererbte Faktoren können aber eine Rolle bei der Krankheitsentstehung und Krankheitsausprägung spielen. Die Forschung konzentriert sich daher zunehmend auf die Untersuchung solcher genetischer Strukturen und ihrer Vererbung. Bestimmte Gene kommen bei bestimmten Krankheiten gehäuft vor. So etwas das HLA B27 beim Morbus Bechterew und das HLA DR4 bei der chronischen Polyarthritis.
Die moderne molekulare Genetik hat es nicht nur ermöglicht, die Erbstruktur im Detail zu analysieren, die Mechanismen der Aktivierung und Fehlregulation der Gene zu untersuchen, sie hat auch Möglichkeiten erarbeitet, durch tierexperimentelle gentechnische Untersuchungen tiefen Einblick in die Krankheitsentwicklung und damit in künftige Behandlungsmöglichkeiten zu gewinnen.
Wir stehen heute an der Schwelle zu einem bedeutenden Durchbruch auf dem Gebiet der molekularen Genetik. Es ist bereits gelungen, durch das Einbringen bestimmter

krankmachender Gene in Versuchstiere (Mäuse und Ratten) eine bestimmte Krankheit auszulösen (z. B. eine chronische Polyarthritis oder eine Spondylitis ankylosans). Man spricht in diesem Zusammenhang von »transgenen« Mäusen oder Ratten. Diese tierexperimentellen Modelle werden dazu beitragen, Behandlungsmöglichkeiten für viele mit bestimmten Genen verknüpfte Krankheiten zu entwickeln.

Wissenschaft ist also nicht Selbstzweck, sondern entwikkelt auch praktische Anwendungsformen von Therapien.

Ob für rheumatische Erkrankungen eine Gentherapie beim Menschen möglich sein wird, ist heute noch nicht ausreichend sicher geklärt. Keinesfalls darf eine Genmanipulation die Keimzellen zum Ziel haben, da dadurch nicht eine körperliche Dysfunktion oder Dysregulation beeinflußt würde, sondern die Persönlichkeitsstruktur an sich.

Korrekturen der Fehlregulation oder des Fehlens mancher Gene, die für Vorgänge an der Muskulatur oder dem Bindegewebe verantwortlich sind, erscheinen aber nach dem heutigen Stand des Wissens denkbar. Bis derartige Möglichkeiten aber greifbar nahe sind, werden noch Jahrzehnte vergehen.

XV Was kann ich selbst gegen Rheuma tun?

1 Kenne ich meine Krankheit?

Wenn Sie nach Konsultation Ihres Arztes von ihm mit der Mitteilung konfrontiert werden, an einer rheumatischen Erkrankung zu leiden, wird Sie primär interessieren, ob und wie Heilung möglich ist.
Erst wenn Sie merken, daß Ihr Leiden keine Sache von wenigen Tagen ist, werden Sie beginnen, sich mit der Erkrankung näher zu befassen. Sie werden Informationen einholen, Erfahrungen mit anderen Rheumapatienten austauschen und versuchen, Ihre Krankheit besser kennenzulernen. Das ist grundsätzlich und vorbehaltlos zu unterstützen. Der informierte Patient hat Vorteile im Kampf gegen seine Krankheit.
Aber welche Informationen sind für Rheumatiker wichtig? Grundsätzlich jede, jedoch muß sie auf sachlicher Basis stehen. Eine kleine Hilfe bei Ihrer Bestrebung, Ihre Krankheit besser kennenzulernen, soll der folgende Fragenkatalog bieten.
Es gibt kein Patentrezept, wie Sie Ihre Krankheit am besten kennenlernen können. Versuchen Sie Antworten auf alle angeführten Fragen zu bekommen. Einige Antworten finden Sie in diesem Ratgeber, andere werden Sie mit Ihrem Rheumatologen diskutieren müssen.

Fragen zu meiner rheumatischen Erkrankung:

- Wie heißt meine Krankheit (medizinischer Fachausdruck)?
- Wodurch entsteht sie?
- Wie sind die Heilungsaussichten?
- Gibt es einen unmittelbaren Anlaß für das Auftreten bei mir?
- Welche Behandlung ist notwendig (möglich)?
- Wie ist der voraussichtliche Krankheitsverlauf?
- Gibt es Spezialisten für meine Krankheit?
- Handelt es sich um eine Erbkrankheit bzw. um eine Erbanlage?
- Leiden viele Menschen an dieser Krankheit?
- Gibt es Selbsthilfegruppen?
- Muß ich meine bisherigen Lebensgewohnheiten ändern (Beruf, Sport, Ernährung, Familie, Freizeitgestaltung, etc.)?

Sprechen Sie mit Ihrem Arzt über Ihre Krankheit, stellen Sie ohne Scheu die Sie interessierenden Fragen. Die im Anhang angeführte Literatur können Sie ebenfalls zum weiteren Informationsgewinn nützen.

2 Wie kann ich meine Aussichten verbessern?

Eine möglichst genaue Kenntnis Ihrer Erkrankung verbessert auch Ihre Aussichten, sie zu beherrschen, möglicherweise sogar sie zu besiegen. Durch das Wissen um die Krankheitsentstehung und des Krankheitsablaufes verstehen Sie die Zusammenhänge der Therapieempfehlung Ihres Arztes besser. Sie werden als informierter Patient die Notwendigkeit einer mit Risiken verbundenen Basistherapie (vgl. Kap. XII) eher akzeptieren und bei deren Durchführung motiviert mitwirken.

Vorschläge zur Verbesserung Ihrer Heilungsaussichten:
- Informieren Sie sich genau über Ihre Krankheit
- Suchen Sie einen Rheumatologen (Spezialisten) auf.
- Halten Sie die Therapieempfehlungen Ihres Arztes ein. Halten Sie Rücksprache mit ihm, falls Sie Bedenken gegen die Therapie haben.
- Arbeiten Sie aktiv in Form von Gymnastik und anderen Bewegungsübungen mit (siehe Kap. XI).
- Betreiben Sie eine Gelenk- und Wirbelsäulenprophylaxe (Besuch eines Ergotherapeuten, Rückenschule, Balneotherapie).
- Vermeiden Sie körperlichen und psychischen Streß (vgl. Kap. V), halten Sie eine ausgeglichene Lebensweise ein.
- Ernähren Sie sich ausgewogen (vgl. Kap. VIII).
- Gestalten Sie Ihren Arbeitsplatz (im Beruf und privat) nach ergonomischen Richtlinien (vgl. Kap. X).
- Besuchen Sie Selbsthilfegruppen (siehe Anhang).

3 Kann man Rheuma verhindern?

Diese Frage läßt sich nicht einfach mit »Ja« oder »Nein« beantworten. Wie die Antwort ausfällt, hängt von der rheumatischen Erkrankung ab. Rheumatische Erkrankungen aus dem entzündlichen Formenkreis, wie z. B. die chronische Polyarthritis, lassen sich durch eine auch noch so gesunde Lebensweise bisher nicht verhindern. Das hängt damit zusammen, daß wir die Ursache der Erkrankung nicht kennen und damit die Exposition in einer feindlichen Umwelt nicht vermeiden können. Das gleiche gilt auch für die Kollagenosen. Bei diesen Krankheiten ist eine Prädisposition anzunehmen. Der Ausbruch einer entzündlichen Rheumakrankheit kann durch verschiedene Faktoren beschleunigt werden:

- Nässe und Kälte, Unterkühlung,
- fieberhafter Infekt,
- körperlicher und psychischer Streß,
- Schwangerschaft (Lupus erythematodes),
- Diätfehler (Gicht),
- UV-Licht-Exposition (Lupus erythemat.).

Die Krankheit muß also bereits im Körper schlummern, um sie mit den angeführten Faktoren aus der Reserve zu lokken.

Am auffallendsten ist das bei der Gicht. Oft liegt schon jahrelang eine Hyperurikämie (erhöhte Harnsäurewerte im Blut) vor. Nach einem oppulenten Mahl verspürt der Patient einen ausgeprägten Schmerz im Großzehengrundgelenk (aber auch in anderen Gelenken). Er hat einen Diätfehler gemacht und bekommt umgehend die Rechnung in Form eines akuten Gichtanfalls präsentiert. Sie können also eine in Ihrem Körper schlummernde rheumatische Krankheit nur verhindern, wenn Sie wissen, welche Krankheit es ist. Das werden Sie aber höchstens bei der Gicht, die sich oft schon jahrelang vorher mit erhöhten Harnsäurewerten im Blut ankündigt, vermuten können. Hier können Sie durch Einhalten einer entsprechenden Gichtdiät (vermeiden von purinreichen Speisen, vgl. Kap. VIII) den Ausbruch der Gicht eventuell verhindern.

Bei anderen entzündlichen rheumatischen Krankheiten (chronische Polyarthritis, Kollagenosen) ist das viel schwieriger bzw. überhaupt unmöglich. Selbst wenn Sie bei sich infolge einer familiären Prädisposition eine Neigung zum Rheumatismus vermuten und eine entsprechend gesunde Lebensweise einhalten, werden Sie den Ausbruch der Krankheit kaum verhindern können. Es wird dann aber doch von Vorteil sein, wenn Sie die oben genannten angeführten Risikofaktoren, entsprechend Ihrer familiären Krankheitsprädisposition, möglichst vermeiden. Der Ausbruch der Erkrankung wird dann wenigstens hinausgezögert und nicht früher provoziert.

Besser läßt sich eine Prophylaxe bei den degenerativen rheumatischen Erkrankungen bewerkstelligen.

Grundbedingung ist eine gesunde Lebensweise (nicht nur zur Vermeidung rheumatischer Leiden).

Einige »antirheumatische Tips« für Sie:

- Achten Sie auf Ihr Körpergewicht! Jedes Kilogramm mehr belastet Ihren Bewegungs- und Stützapparat zusätzlich und fördert den Knorpelabbau.
- Stärken Sie Ihre Muskulatur, Sie schützen damit Ihre Gelenke.
- Achten Sie auf ergonomisch richtiges Verhalten beim Heben, Tragen, Sitzen, Stehen und Liegen.
- Bleiben oder werden Sie Nichtraucher. Rauchen fördert die Osteoporose.
- Betreiben Sie regelmäßig Gymnastik.
- Bleiben Sie in Bewegung. Sport ist gesund, abgesehen von den Auswüchsen des Spitzensports.
- Setzen Sie sich nicht extremen UV-Lichtbelastungen aus. Schlummernde Entzündungen können dadurch zum Ausbruch kommen (Kollagenosen).
- Ernähren Sie sich gesund (vermeiden Sie gesättigte Fettsäuren und Innereien, vgl. Kap. VIII).

Wir können zwar rheumatische Krankheiten mit wenigen Ausnahmen nicht verhindern, es ist aber möglich, den Krankheitsbeginn durch gesunde Lebensweise und das Vermeiden der Risikofaktoren hinauszuzögern.

Rheumatische Krankheiten, die wir durch entsprechende Verhaltensweisen eventuell verhindern können:

- Gicht (purinarme Diät),
- Osteoporose (nicht rauchen, calciumreiche Diät, Vitamin D, viel Bewegung, bei Frauen im Wechsel eventuell Hormonersatztherapie),
- Arthrosen der unteren Gliedmaßen, Spondylose (Körpergewicht im Normbereich, ergonomisch richtiges Verhalten),
- Enthesiopathien (Sehnenansatzerkrankung, z. B. Tennisellenbogen; Vordehnen, Verwendung guter Sportgeräte).

Anhang

Literaturhinweise

Backhaus, Manfred: »Rheuma. Naturheilverfahren besiegen die Volkskrankheit Nr. 1«, Köln 1992

Belle, Jeanine van: »Selber durch Diät vom Rheuma geheilt«, Steyr 1995

Böhmig, Ulf: »Naturnahe Behandlung: Rheuma, Schmerz und Gicht«, Wien 1991

Boggs, Jo A.: »Leben und Lieben trotz Rheuma«, Heidelberg 1993

Brock, Franz / Silberhorn, Hermann: »So hilft Kneipp bei Rheuma«, Wien 1991

Dereskey, Ladislaus S.: »Was tun, wenn Rheuma plagt?«, Bergisch Gladbach 1995

Geesing, Hermann: »Rheuma«, München 1996

Huibers, Jaap: »Kräuter gegen Rheuma und Arthritis«, Braunschweig 1996

Karsten, Uwe: »So hilft die Esoterik und Urmedizin bei Rheuma«, Ottersweier 1990

Kienholz, Erich: »Rheuma«, Stuttgart 1990

Lange-Ernst, Maria E.: »Mit Rheuma kann man leben«, Berlin 1995

Pahlow, Mannfried: »So helfen Heilpflanzen bei Rheuma und Gicht«, München 1990

Rehfisch, Hans P. / Basler, Hans D. / Seemann, Hanne: »Psychologische Schmerzbehandlung bei Rheuma«, Berlin 1994

Roggmann, Bernhard: »Rheuma in Stichworten«, Dortmund 1992

Scholz, Herbert: »So stoppst du dein Rheuma!«, Freiburg im Breisgau 1995

Waerland, Are: »Nie mehr Rheuma«, Bern 1995

Begriffserläuterungen

aktivierte Arthrose: Arthrose mit Entzündungserscheinungen
Antigene: Körperfremde Stoffe, die nach Einbringen in den Körper in bestimmten Zellen die Antikörperbildung auslösen.
Antikörper: Auf das Eindringen von Antigenen gebildete Abwehrstoffe.
Arteriosklerose: Gefäßverkalkung
Arthritis: Gelenkentzündung
Arthrose: Gelenkabnützung
Atrophie: Organschwund (-verkleinerung)
Autoantikörper: Gegen körpereigene Strukturen gerichteter Antikörper; tritt bei den Autoaggressionskrankheiten auf.
Basistherapie: Medikamentöse Therapie, die die rheumatische Krankheit stoppen bzw. in ihrem Verlauf bremsen soll.
Colitis ulcerosa: Dickdarmentzündung mit oft blutenden geschwürigen Veränderungen an der Darmschleimhaut.
cP: Abkürzung für chronische Polyarthritis
Degeneration: Abnützung
Dermatomyositis: Autoaggressive Haut- und Muskelerkrankung (gehört zu den Kollagenosen)
Embolie: Plötzlicher Verschluß eines Blutgefäßes durch mit dem Blutstrom verschleppte Substanzen (Blutgerinnsel, Fett, Luft).
Empirie: Erfahrung; in der Wissenschaft aus Beobachtung und Experiment gewonnen.
Ergonomie: Wissenschaft von der Anpassung der Arbeit an den Menschen.
Feedback: Rückkoppelung, gegenseitige Regulation.
HLA-System: Humanes lymphozytäres Antigensystem. Genetisch festgelegte Gewebsantigene des Menschen.
Humor: (Latein.) Flüssigkeit, Feuchtigkeit
Immunologie: Lehre von den immunbiologischen Reaktionen des Organismus.
Induktion: Wissenschaftliche Methode, vom besonderen Einzelfall auf das Allgemeine, das Gesetzmäßige zu schließen.
Infarkt: Untergang eines Gewebsbereichs nach plötzlicher Unterbrechung der Blutzufuhr (Herzinfarkt, Lungeninfarkt, Milzinfarkt, etc.).
Lumbago: Hexenschuß, Muskelschmerz im Bereich der Lendenwirbelsäule.

Lupus erythematodes: Autoaggressive Bindegewebserkrankung (Kollagenose)

Lyme-Arthritis. Gelenkentzündung im Rahmen einer durch Insekten, vor allem Zecken, übertragenen Infektion mit dem Keim Borrelia burgdorferi (Borreliose).

Menopause: Aufhören der Regelblutung; Zeitpunkt der letzten Regel.

Monarthritis: Entzündung eines Gelenks.

Morbus Cohn: Entzündung des Dünndarms, besonders an der letzten Dünndarmschlinge. Kann zu Fistelbildungen und Darmverschluß führen.

Morbus Bechterew (Spondylitis ankylosans): Entzündliche Wirbelsäulenerkrankung, die auch Gliedmaßengelenke befallen kann.

Morgensteifigkeit: Typischerweise bei der chronischen Polyarthritis auftretende schmerzhafte Steifigkeit der Gelenke in den Morgenstunden bzw. nach längeren Ruhephasen.

Morphologie: Wissenschaft und Lehre vom Bau und der Gestalt der Organismen und ihrer Organe.

Myositis: Muskelentzündung

NSAR: Nichtstereoidales (kortisonfreies) Antirheumatikum.

Osteomalazie: Knochenerweichung, durch mangelhaften Einbau von Mineralstoffen in das Knochengrundgerüst.

Pathologie: Lehre von den Krankheiten und den durch sie verursachten anatomischen Veränderungen.

Physiologie: Lehre von den Lebensvorgängen im Organismus.

Polyarthritis, chronische: Chronische Gelenkentzündung mit Befall von mehr als fünf Gelenken.

Polymyalgia rheumatica: Entzündliche Muskelerkrankung

Präventivmaßnahmen: Vorbeugende Gesundheitspflege

Proteine: Eiweißstoffe

Psoriasis: Schuppenflechte

Rheumatisches Fieber: Akuter Rheumatismus, kann als Reaktion nach einer Streptokokkeninfektion auftreten.

Sklerodermie: Systemerkrankung des Bindegewebes.

SLE: Systemischer Lupus erythematodes

Streptokokken: Kettenkokkenart (Bakterium)

Tendovaginitis: Sehenscheidenentzündung

TENS: Transkutane (durch die Haut) elektrische Nervenstimulation

Thrombose: Blutgerinnsel

Vaskulitis: Gefäßentzündung

Zytokine: Botenstoffe, Entzündungsvermittler

Rheumaligen und Selbsthilfegruppen in Deutschland, Österreich und der Schweiz

1. Deutschland

Deutsche Gesellschaft
für Rheumatologie e. V.
Burtscheider Markt 24
D-52066 Aachen
Tel.: (49) 241/4763-266
Fax: (49) 241/4763-236

Deutsche Rheumaliga
Bundesverband e. V.
Rheinallee 69
D-53173 Bonn
Tel.: (49) 228/95 75 00
Fax: (49) 228/95 75 020

Unterorganisationen
Rheuma-Liga
Baden-Württemberg e. V.
Kaiserstraße 16, D-76646 Bruchsal
Tel.: 0 72 51/8 30 39, Fax: 8 33 60

Deutsche Rheuma-Liga Bayern e. V.
St.-Paul-Straße 9/III
D-80336 München
Tel.: 0 89/53 03 89, Fax: 53 73 99

Deutsche Rheuma-Liga Berlin e. V.
Am Kleinen Wannsee 5
D-14109 Berlin
Tel.: 0 30/8 05 40 16
Fax: 8 05 62 93

Deutsche Rheuma-Liga
Brandenburg e. V.
Friedrich-Ludwig-Jahn-Straße 19
(AOK), D-03044 Cottbus
Tel.: 03 55/78 09 70
Fax: 03 55/78 09 73 51

Deutsche Rheuma-Liga Bremen e. V.
Bgm.-Smidt-Straße 95
D-28195 Bremen
Tel.: 04 21/1 76 14 29

Deutsche Rheuma-Liga
Hamburg e. V.
Friedrichsberger Straße 60, Hs. 21
D-22081 Hamburg
Tel.: 0 40/2 00 51 70
Fax: 0 40/2 00 50 10

Deutsche Rheuma-Liga Hessen e. V.
Hagarstraße 12
D-60529 Frankfurt/M.
Tel.: 0 69/35 74 14
Fax: 0 69/64 35 35 23

Deutsche Rheuma-Liga Mecklenburg-Vorpommern e. V.
Ärztehaus Lütten-Klein
Rigaer Straße 21, D-18107 Rostock
Tel.: 03 81/70 24 31 u. 70 24 64,
Fax: 70 24 66

Rheuma-Liga Niedersachsen e. V.
Kurt-Schumacher-Straße 14
D-30159 Hannover
Tel.: 05 11/1 33 74
Fax: 05 11/1 59 84

Deutsche Rheuma-Liga Nordrhein-Westfalen e. V.
Haroldstraße 18
D-40213 Düsseldorf
Tel.: 02 11/13 84 60, Fax: 1 38 46 24

Deutsche Rheuma-Liga Rheinland-Pfalz e. V.
Kurhausstraße 5
D-55543 Bad Kreuznach
Tel.: 06 71/3 53 80, Fax: 4 50 62

Deutsche Rheuma-Liga Saar e. V.
Schmollerstraße 2b
D-66111 Saarbrücken
Tel.: 06 81/3 32 71
Fax: 06 81/3 32 71

Deutsche Rheuma-Liga Sachsen e. V.
Nikolaistraße 38/45
D-04109 Leipzig
Tel.: 03 41/1 21 21 46/7
Fax: 03 41/1 21 21 03

Deutsche Rheuma-Liga
Sachsen-Anhalt e. V.
Wolfgang-Borchen-Straße 75–77
D-06126 Halle/Saale
Tel.: 03 45/6 95 15-15
Fax: 03 45/6 95 15-15

Deutsche Rheuma-Liga Schleswig-Holstein e. V.
Melanchthonstraße 31, D-24114 Kiel
Tel.: 04 31/6 17 77, Fax: 67 19 77

Deutsche Rheuma-Liga
Thüringen e. V.
Am Eichberg, D-07407 Etzelbach
Tel.: 03 67 42/6 52 50
Fax: 03 67 42/65 22 50

Selbsthilfegruppen
Kreis junger Rheumakranker
Auskünfte beim Bundesverband oder bei den Landesverbänden

Arbeitskreis Eltern rheumakranker Kinder
Auskünfte beim Bundesverband und bei den Landesverbänden

Lupus Erythematodes Selbsthilfegemeinschaft e. V.
Göllenkamp 3
D-44357 Dortmund 15

Deutsche Vereinigung
Morbus Bechterew e. V.
Metzergasse 16
D-97421 Schweinfurt

Selbsthilfegruppe Sklerodermie in Deutschland i. V.
Ringstraße 12, D-61169 Friedberg 5

2. Österreich

Österreichische Gesellschaft
für Rheumatologie
Ketzergasse 200, A-1235 Wien
Tel.: (43) 1/865 35 37
Fax: (43) 1/866 53 41

Österreichische Rheumaliga
(Bundesgeschäftsstelle)
Ketzergasse 200, A-1235 Wien
Tel.: (43) 1/869 19 44

Landesgeschäftsstelle für Tirol
Milserstraße 4a–d, Haus im Stiftsgarten, A-6060 Absam in Tirol
Tel.: (43) 05223/5805

Selbsthilfegruppen
Österreichische Vereinigung
Morbus Bechterew
Obere Augartenstraße 26–28
A-1020 Wien
Tel.: (43) 1/332 28 10

Selbsthilfegruppe für jugendliche Rheumapatienten
Kontaktadresse:
OPhysR. Dr. Ingrid Pilz
Gottfried von Preyer'sches Kinderspital, Rheuma-Ambulanz
Schrankenberggasse 31
A-1100 Wien

Selbsthilfegruppe für Menschen mit chronischer Polyarthritis
Kontaktadresse: Erna Hauke
Canisiusgasse 8–10/2/26
A-1090 Wien
Tel.: (43) 1/310 70 88

Selbsthilfegruppe für Rheumakranke
Kontaktadresse: Anneliese Edlinger, Josefstraße 59
A-3100 St. Pölten

Selbsthilfegruppe in Niederösterreich, vornehmlich für Patienten mit Morbus Bechterew
Kontaktadresse:
Prim. Dr. Manfred Weissinger
A. ö. Krankenhaus
Propstei 5, A-3910 Zwettl

Selbsthilfegruppe für Rheumakranke in Oberösterreich (Wirbelsäulenbeschwerden)
Kontaktadresse:
Alfred Rogl
Niederschöfring 2
A-4502 St. Marien

Selbsthilfegruppe für Menschen mit chronischer Polyarthritis
Kontaktadresse:
OA. Dr. Ulrike Stuby
A. ö. Krankenhaus, 2. Med. Abt.,
Krankenhausstraße 9
A-4020 Linz
Tel.: (43) 0732/7806-0

Dachverband der oberösterreichischen Selbsthilfegruppen,
Sparte Rheuma
Auskunft:
Daniela Loisl
Figulystraße 4a
A-4020 Linz
Tel.: (43) 0732/66 34 21-0

Rheumaring Kärnten, Selbsthilfegruppe für Rheumatiker
Kontaktadresse:
Gesundheitsamt Klagenfurt
Lidmanskygasse
Tel.: (43) 0463/57 611

3. Schweiz

Schweizerische Gesellschaft für Rheumatologie
Societé Suisse de Rhumatologie
Società Svizzera di Reumatologia
c/o Schweizerische Rheumaliga,
Renggerstraße 71, CH-8038 Zürich
Tel.: (41) 1/482 56 00
Fax: (41) 1/482 64 39

Schweizerische Rheumaliga
Ligue Suisse Contre le Rhumatisme
Lega Svizzera contro il Reumatismo
Renggerstraße 71, CH-8038 Zürich
Tel.: (41) 1/482 56 00
Fax: (41) 1/482 64 39

Selbsthilfegruppen

Schweizerische Vereinigung Morbus Bechterew
Röntgenstraße 22, CH-8005 Zürich
Tel.: (41) 1/272 78 66

Schweizerische Polyarthritiker Vereinigung
Zürichbergstraße 139
CH-8044 Zürich
Sekretariat: Frau M. Leiser
Farbhofstraße 20, CH-8048 Zürich
Tel.: (41) 1/432 92 62

Schweizerische Lupus Erythematodes Vereinigung
Sekretariat: Frau Gaby Quenson
Beerenbachweg 3
CH-8555 Müllheim
Tel.: (41) 54/63 31 14
oder
Frau Barbara Enz
Blankweg 26
CH-3072 Ostermundingen
Tel.: (41) 31/51 75 84

Register